Kai und Gisela Sender

Unser Suchtbericht

Wie **er** und **sie** mit seiner Sucht umgehen

Tagebuch einer Therapie

Glücksspielsucht | Alkoholsucht | Therapie

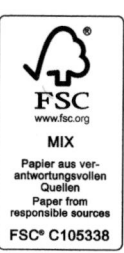

Bibliografische Information der Deutschen Nationalbibliothek:
Die Deutsche Nationalbibliothek verzeichnet diese Publikation in der Deutschen Nationalbibliografie; detaillierte bibliografische Daten sind im Internet über http://dnb.dnb.de abrufbar.

© 2015 Kai und Gisela Sender

Herstellung und Verlag: BoD – Books on Demand, Norderstedt

ISBN: 978-3-7386-3087-9

Der Start

Sonntag, 24. April

Es ist Ostersonntag 2011 und ich hätte nicht gedacht, diesen Tag zu erreichen. Jetzt geht es los, mein Suchttagebuch. Seit fünf Monaten bin ich spielfrei (so nennt man die Abstinenz in der Spielsucht), seit 17 Jahren bin ich trocken.

Ich habe jahrelang gezockt, jede Menge Geld und vieles mehr verloren, meine Frau und alle Menschen um mich herum an der Nase herumgeführt. Ich habe allen etwas vorgemacht. Auch mir.

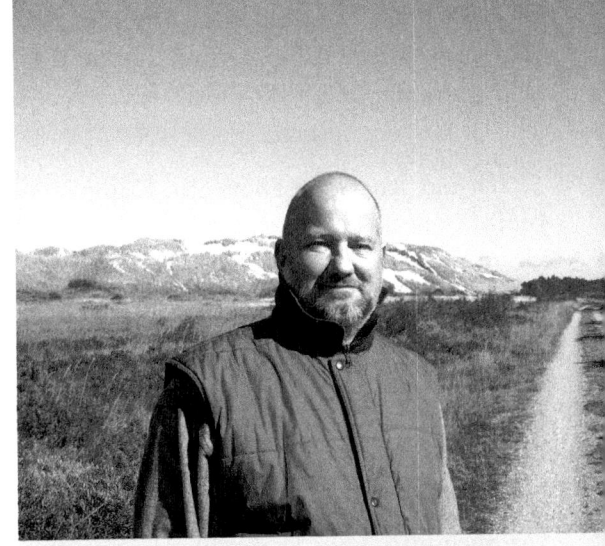

*Das bin ich: Kai Sender.
Und dieses Buch wird ziemlich peinlich. Und ehrlich.*

Dann hatte ich einen lichten Moment, in dem ich erkannte, was ich gemacht hatte - und dass ich es nicht ungeschehen machen konnte. Ich konnte es nicht glauben - DAS hatte ICH gemacht? Was war nur los mit mir?

Ich hatte Selbstmordgedanken. Meine Ärztin meinte, bei meinen Fantasien bliebe mir nur die geschlossene Abteilung eines Krankenhauses. Nun ja, nach einigen Wochen wurde ich wieder nach Hause entlassen. Noch in der Klinik hatte ich den Entschluss gefasst, mein Leben wieder neu aufzubauen, Stein auf Stein - auch mit Hilfe einer Therapie.

Dazu werde ich Euch noch einiges erzählen. Aber jetzt ist es Ostersonntag.

Momentan warte ich auf die Genehmigung meiner stationären Entwöhnungsbehandlung – das ist die Langzeittherapie in einer Klinik. Ich hoffe, sie wird mir genehmigt, ich hoffe, ich komme in meine Wunschklinik Marienstift Dammer Berge und ich hoffe – ich schaffe es.

Der Tag ist sonnig, gleich kommt die Familie. Ich werde hier schreiben, wie und was ich denke, ohne Hemmungen - weil ich hoffe, dass es jemandem weiterhelfen kann, der ähnliches erlebt hat wie ich und der ähnlich verzweifelt ist oder war.

Vielleicht liest es ja auch niemand ... dann aber hat es wenigstens mir selbst geholfen. Denn wenn man manche Gedanken ausspricht oder schreibt, werden sie einem noch einmal so klar.

Das erlebe ich immer wieder in den Suchtgruppen, an denen ich teilnehme. Das sind fünf Stück in der Woche, drei davon im Klinikum Bremen-Nord und jeden Donnerstagabend in der Selbsthilfegruppe GGG - Gemeinsam gegen Glücksspielsucht, die ich seit kurzem besuche.

Ich bin jetzt sehr aktiv im „Kampf" gegen meine Sucht. **Mir bleibt ja nichts anderes, wenn ich mein Leben nicht komplett wegwerfen möchte.**

Süchtige und Gefühle

Donnerstag, 28. April

Gestern Mittag war ich wieder im Klinikum Bremen-Nord zur Suchtinfo. Frau U. macht das immer richtig gut, sie lässt kein Gelaber zu und bringt die Dinge auf den Punkt, dabei ist sie aber stets freundlich und zeigt Mitgefühl. Thema sollte eigentlich sein „Folgeerkrankungen des Alkoholkonsums" - nach einer Weile aber ging es über zu den Ursachen von Wut und Ärger.

Was sind die Ursachen von Wut und Ärger? Verletzung, Angst, Unsicherheit, Traurigkeit, Enttäuschung - sucht Euch was aus ... Sie legte uns vier Schritte ans Herz, die jeder Süchtige besonders beachten und erlernen sollte:

1. Gefühle wahrnehmen
2. Gefühle annehmen
3. über Gefühle reden
4. Gefühle zeigen

Na Bravo, ich bin ja schon bei Schritt eins. Das kann nur besser werden. (Anmerkung lange Zeit später: Heute habe ich es drauf, meine Gefühle wahrzunehmen, sie zu akzeptieren und auch zu äußern. Das mit dem Zeigen der Gefühle klappt noch nicht so ganz, aber schon ganz gut. Diese vier Stufen, der Leser wird es noch merken, waren von Anfang extrem wichtig für mich. Sie sind extrem wichtig für alle Süchtigen.)

Nah dran, die Explosion!

Sonnabend, 30. April

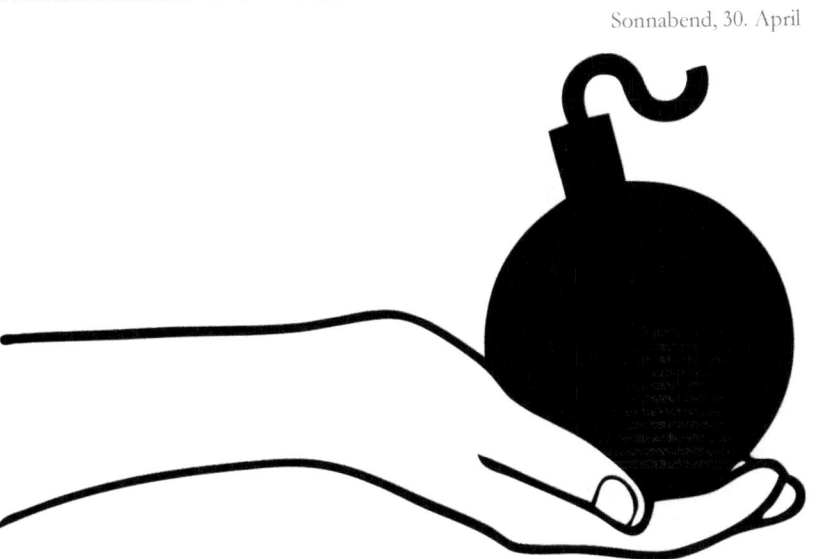

Gestern Morgen habe ich eine Situation erlebt, die mich sehr verärgert hat.

Ich war sehr aufgeregt. Und da Süchtige besonders auf ihre Gefühle achten sollen, weil sie während des Konsums ihrer Droge - Alkohol, Spielen, was auch immer - generell ihre Gefühle weggedrückt oder zumindest manipuliert haben, habe ich mich selbst einmal beobachtet: Was fühle ich gerade?

Und da waren Ärger, Wut, Enttäuschung, Angst ... - Der Ärger war eigentlich mehr der Ärger über mich selbst als über andere - ich hatte nicht erreicht, was ich erreichen wollte - und da saß ich dann, völlig aufgeregt und sah mir zu.

Also Licht aus, Spot an: was fühle ich gerade und (ja ich weiß, klingt abgedroschen ...) was macht das mit mir?

Mir wurde dann erst klar, was ich und warum ich es fühle und dass ich dadurch erst so aufgedreht bin und dann habe ich mir Hilfe geholt und mit meiner Frau telefoniert.

Also ich habe geredet ... und noch dazu über meine Gefühle! Unfassbar! **Noch vor fünf Monaten hätte ich in der Situation sofort gespielt,** also meine Droge genommen und mich „zugemacht" - bloß keine Gefühle wahrnehmen, jedenfalls keine unangenehmen - sofort spielen, weil das ja ein gutes Gefühl machte - jedenfalls für mich Süchtigen.

Glücklicherweise war mittags auf der Station P1, wo ich ja momentan noch ambulant in Behandlung bin, wieder Suchtgruppe. Ich habe mein Erlebnis zum Thema gemacht. Es war nur eine kleine Runde, vier Patienten insgesamt und eine Therapeutin - und je kleiner die Runde, desto besser - diese Erfahrung habe ich mittlerweile gemacht. Es tat mir gut, noch einmal darüber zu reden.

Warum schreibe ich das alles? Weil ich gemerkt habe: Es war eine brenzlige Situation, früher hätte ich sofort gespielt, aber ich habe diese Gefühle ausgehalten und mir Hilfe geholt: **Ich habe darüber geredet!** Das ist für mich ein bedeutender Etappensieg gewesen - für jeden Gesunden wäre das ein völlig normales Erlebnis gewesen, wahrscheinlich ohne jede Bedeutung.

Aber für mich war der Freitagmorgen wichtig.

... and counting down!

Sonntag, 1. Mai

Je mehr mir aufgeht, wie wichtig Gefühle für mich als Spiel-süchtiger sind, wenn ich von meiner Droge des Spielens dauerhaft lassen, also spielfrei sein will, desto mehr wird mir klar, dass ich gar nicht so viele Gefühle kenne, jedenfalls nicht mit Namen.

Also habe ich ein wenig herumgesucht und erst mal folgende Liste der Gefühle zusammengestellt, die gerne ergänzt werden kann (muss):

> *aggressiv allein angegriffen ängstlich ärgerlich ausgelaugt bedroht bedrückt belästigt bestätigt bestraft betäubt betrogen bevormundet dankbar eingeengt eingeschüchtert einsam erleichtert erniedrigt erregt fit frei freudig geborgen geduldig gefühllos gelangweilt geschmeichelt gespannt gesund glücklich hilflos hoffnungslos jähzornig krank leer leicht lustlos lustvoll minderwertig müde nervös nichts niedergeschlagen ohnmächtig provoziert reuevoll ruiniert sauer Scham schuldig schwach stark stolz traurig überrascht ungeliebt unglücklich unsicher unterfordert unterschätzt unterstützt unwichtig verachtet verbittert verfolgt verlassen verletzt verstanden verzweifelt wütend zornig*

Mehr kenne ich nicht - und hatte auch nicht gedacht, dass ich überhaupt so viele Gefühle kenne. Wahrscheinlich habe ich sogar alle diese Gefühle schon mal selbst gefühlt, wenn ich nicht gerade meiner Sucht genüge getan habe ... also spielend oder, ja, saufend. Das reicht für heute. Komme mir ja schon merkwürdig vor mit dieser Gefühlsduselei.

SHG OK?*

Sonnabend, 7. Mai

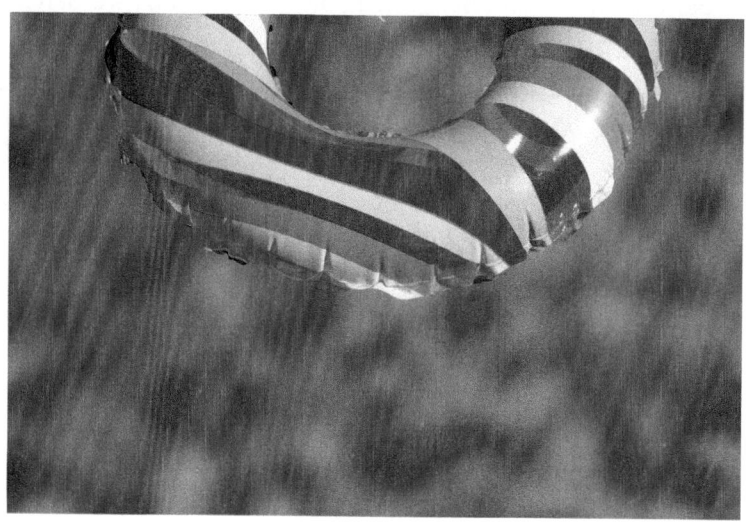

In der letzten Woche war ich zum ersten Mal nicht in allen fünf Suchtgruppen, weil ich Handwerker zu Hause hatte und aufpassen musste.

Deshalb fiel für mich am Montag die Suchtgruppe auf der P1 aus und ebenso die Motivationsgruppe auf der P2, auch am Mittwoch war ich nicht zur Suchtinfo auf der P1.

Natürlich hatte ich mich abgemeldet, klar zu sein ist ja wichtig für mich als Süchtigen, aber es war trotzdem ein komisches Gefühl, nicht dort zu sein. Es war in Ordnung und ich habe ja nicht wegen Faulheit gefehlt, aber trotzdem habe ich mich nicht so ganz wohl gefühlt.

Das habe ich am Freitag dann auch in der Suchtgruppe zum Thema gemacht. Und ich habe gesagt, dass wer ohne triftigen Grund an einer Suchtgruppe nicht teilnimmt - Arbeit, Krankheit, Behördenbesuch oder ähnliches - anfängt, die Suchtgruppen nicht ernst zu nehmen.

Und wer das tut, nimmt dadurch auch seine Suchtkrankheit nicht ernst. Was daraus unweigerlich folgt, ist klar: der Rückfall.

Jeder Diabetes-I-Typ muss seine Krankheit ernst nehmen und

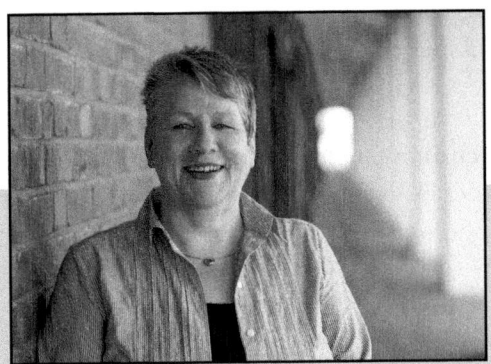

Sucht schafft Leiden -
Leidenschaft Sucht

Wir hatten inzwischen wieder ein fast sorgenfreies Leben, dachte ich.

Wir schreiben das Jahr 2010.

Als Kai mich an einem Dienstagmorgen zum Zug brachte, weil ich zu einem Arbeitstreffen zwei Tage nach Düsseldorf fahren wollte, machte er, für einen kurzen Moment, einen traurigen Eindruck, den ich aber schnell unter „wahrscheinlich findet Kai es schade, dass er jetzt allein ist" einsortierte.

Die Erklärung kam am nächsten Abend.

„Gisi, ich habe wieder gespielt."

Bis mein Verstand erfasst hatte, was ich da gerade gehört habe, verging reichlich Zeit!

Ich konnte es einfach nicht glauben - und wieso habe ich nichts mitbekommen?

Süchtige sind clever. Kai ist es sowieso.

An diesem Abend brach „meine Welt" zusammen.

stets wachsam sein, und zwar, solange er krank ist. Dann kann ich als Süchtiger das erst recht.

Wo ist das Problem?

Ohne triftigen Grund eine Suchtgruppe zu versäumen, ist ein absoluter Fehler und mehr noch: ein Anzeichen für höchste Gefahr - der Rückfall ist im Anmarsch!

Da denke ich doch an meinen Gruppenfreund Thomas, der stets sagt: „Der Besuch der Selbsthilfegruppe ist meine Medizin, die ich mir jede Woche abhole. Oder mein Rettungsring, der mich über Wasser hält!"

* Wer 's nicht weiß: SHG heißt natürlich Selbsthilfegruppe

Ach, bei Dir auch?

Montag, 9. Mai

Neulich war ich auf einer Hochzeit. Im Standesamt war es sehr feierlich und wir hörten einiges darüber, wie eine gute Ehe aussieht.

Meiner Frau kamen die Tränen vor Rührung und als ich das sah und überlegte, wie ich mich ihr gegenüber die letzte Zeit verhalten hatte, spürte ich schon, dass mir auch gleich die Tränen kommen würden.

Ich habe das Gefühl, dass ich sie in den letzten Jahren wegen meiner Spielsucht im Stich gelassen habe, und das werde ich mir nicht verzeihen können. Nun ist es ja nicht gerade weltfremd, wenn einem bei einer solchen feierlichen Handlung, wo es um Liebe, Zusammenhalt und gemeinsames Leben geht, die Tränen kommen, oder?

Aber ich habe das nicht zugelassen. Ich kann es mir ums Verrecken nicht gestatten zu weinen, schon gar nicht in der Öffentlichkeit.

Dieses Erlebnis erzählte ich nach dem Besuch der Selbsthilfegruppe **Gemeinsam gegen Glücksspielsucht** am Donnerstagabend, als wir noch zusammen etwas essen waren, meinen Gruppenkollegen - und das Ergebnis war, dass es allen anderen auch so geht. Wir können so eine Gefühlsaufwallung nicht zulassen. Wir würden es gerne, schaffen es aber nicht. Das wird ein Thema sein für die nächsten Treffen. Und für mich persönlich.

Tata!

Donnerstag, 12. Mai

Es ist geschafft: ich habe den Bescheid von der Rentenversicherung, dass meine stationäre Therapie genehmigt ist und meine Wunschklinik Dammer Berge ist auch akzeptiert.

Neun Wochen habe ich darauf gewartet und während der Zeit meine fünf Suchtgruppen pro Woche besucht, den Haushalt gemacht und meinen Tag jeweils gut gefüllt. Und in diesen Wochen habe ich - zumindest ein wenig - gelernt, mehr zu reden über mich und meine Gefühle.

Meine Frau habe ich wohl noch nie so „vollgequatscht" wie in den letzten Monaten - aber ihr gefällt's - endlich redet der Kerl mal auch über seine Gefühle.

Ich bin so froh, dass es bald losgeht und gleichzeitig habe ich Bammel davor. Es ist also beides vorhanden, Freude und Angst - mittlerweile kann ich so was erkennen und auch akzeptieren.

Die Therapie in der Suchtklinik ist das, was ich will. Das zählt als erstes Ziel für mich. Weiter darüber hinaus denke ich noch nicht so genau nach, denn das könnte mich vielleicht unter Druck setzen.

Ich will mich jetzt erst mal auf meine Entwöhnungsbehandlung konzentrieren und dabei habe ich die Hilfe meiner Frau, die für mich extrem wichtig ist. Sie hat sich gestern genauso gefreut wie ich und zur Feier des Tages lud sie mich zum Essen ein! Also wenn sowas keine Unterstützung ist, was dann?

Nun warte ich auf den Brief der Klinik mit dem Starttermin. Bis dahin ist noch einiges zu tun ...

Tata! die Zweite ...

Sonnabend, 14. Mai

Jetzt habe ich auch das Antrittsdatum: am 25. Mai findet meine Aufnahme in die Klinik **St. Marienstift Dammer Berge GmbH** statt. Heute fand ich das Schreiben im Briefkasten, nach einer langen Einkaufstour durch Oldenburg, wo ich übrigens noch Kleidung für die Therapie eingekauft hatte - oder eher eingekauft bekommen habe, weil ich selbst ja nicht über Geld verfüge, denn ich lasse mir schon seit Wochen Taschengeld geben und habe auch nicht meine Kontokarten bei mir. **Das ist eine Maßnahme, die ich in meiner Selbsthilfegruppe gelernt habe.**

Jedenfalls war dem Anschreiben einiges beigelegt: drei Flyer über die Klinik selbst und eine Liste mit den Dingen, die ich mitbringen muss, und Hinweise darauf, was ich nicht mitbringen darf, als da sind: Fernseher, Musikanlage, Computer, Wasserkocher und so weiter.

Glücklicherweise darf ich einen Laptop mitnehmen, allerdings ohne Netzanbindung, dafür aber gibt es in der Klinik wohl die Möglichkeit, PCs zu nutzen.

Wir werden sehen.

Ich bin aufgeregt, freudig, ängstlich und ziemlich traurig - weil ich meine Frau alleine lassen muss und das tut weh. Aber: es geht weiter!

So langsam wird's ernst ...

Freitag, 20. Mai

Gestern Abend war ich das letzte Mal vor der Therapie in meiner Selbsthilfegruppe, vorher habe ich mich noch mit Thomas getroffen und wir haben ein wenig an der Internetseite der Gruppe gebastelt.

In den nächsten 15 Wochen kann ich mich darum wohl nur sehr selten kümmern. Die Gruppe hat mich herzlich verabschiedet und ich **[Gefühlsmodus an - Lightversion 2.4]** war ganz traurig

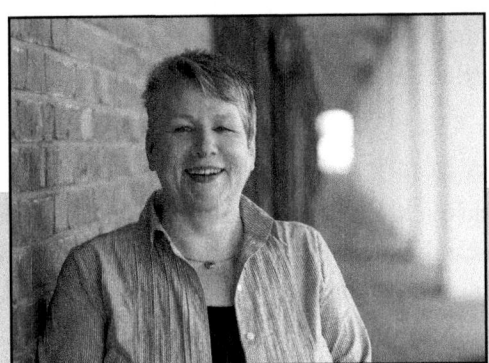

In den folgenden Tagen fühlte ich mich wie in einer Zeitmaschine.

Mein Leben - ein Alptraum.

Alles, was wir uns aufgebaut hatten ... wie schlimm wird es sein? Wieviel kommt auf uns zu?

Gibt es ein überhaupt noch ein **Wir** und ein **Uns**?

Was ist passiert und wann hat es begonnen? Lügen, Vertrauensbruch, Betrug, Scheinwelt?

Rückblende

Mir war von Anfang an klar, dass Kai ein süchtiger Mensch ist.

Wir kennen uns seit 1969: Wir lernten uns in der Gemeinde Bremen-Blumenthal der sogenannten Neuapostolischen Kirche (NAK) kennen.

In der Kirchengemeinde gab es eine Jugendclique, zu der auch Kai und ich gehörten. Wir haben eine schöne Zeit gehabt.

Es gab einen tollen Zusammenhalt, mein Zwillingsbruder Michael gehörte genauso dazu wie der Bruder von Kai, und Helgo, der beste Freund von Kai, und noch ein paar andere Jugendliche.

und gerührt **[Gefühlsmodus aus]**, dass es der letzte gemeinsame Abend für die nächste Zeit war. Ich habe mich schon so sehr an die Gruppe gewöhnt. Seit Mitte Januar bin ich dort, jeden Donnerstag.

Ich werde die Leute vermissen, besonders H. und Thomas, aber die beiden haben mir schon gesagt, sobald ich Ihnen eine SMS zusenden würde, dass ich Besuch haben wollte, würden sie kommen. Sowas!

Am Ende gab es viele Umarmungen, viele gute Wünsche und einige sagten, dass sie mich sehr vermissen würden. **[Gefühlsmodus will wieder eingeschaltet werden, aber ich habe das Programm mal eben ausgeschaltet, sonst kann ich hier nicht gut weiterschreiben ...]** Nach der Gruppe war ich wieder mit Thomas bei McDo und wir haben noch eine halbe Stunde gequatscht. Dann fuhr er mich nach Hause und ich habe lange mit meiner Frau geredet.

Das ist schon ein unverzichtbarer Bestandteil meiner Woche geworden, dieses Ritual: ich komme von der Selbsthilfegruppe nach Hause und Gisela und ich schnacken ... offen, ehrlich, lange. Gisi, ich danke Dir!

Heute morgen bin ich irgendwie nicht gut drauf, ich weiß nicht warum. Wahrscheinlich ist es der Termin nächste Woche in der Suchtklinik. Dann habe ich eben auch noch auf Facebook eine traurige Geschichte über Alkoholsucht gelesen ... auf der anderen Seite hat mir gerade unsere Freundin M. eine SMS geschickt: „Super! Chaka Du schaffst das :-)"

Auch mein Freund Helgo hat am Telefon gesagt, dass er 15 Wochen ohne mich zu sehen nicht aushalten würde. Er würde mich mit seiner Frau auf jeden Fall besuchen kommen.

> *Es ist doch merkwürdig, ich habe in den letzten Monaten nicht eine negative Reaktion auf mein Suchtverhalten bekommen. Alle, die davon erfahren haben, sagten mir nur Positives und Dinge zum Aufbauen.*

Das erwartet eigentlich kein Süchtiger, denn die Scham über das, was man getan hat (was ich getan habe), ist doch so unendlich groß, **dass ich manchmal gar nicht weiß, wohin damit.** Es ist schwer zu lernen, dass Sucht eine Krankheit ist, man kommt sich trotzdem vor wie ein Mensch zweiter Klasse, wie ein schlechter Charakter. Eine Tochter der Sucht ist auf jeden Fall die Scham, eine andere ist die Lüge.

> *Es gibt keinen Süchtigen, egal welche Droge er auch immer nimmt, der Lüge und Scham nicht kennt.*

Es gibt noch so viele Fragen über meine Sucht und die Gründe, warum ich süchtig geworden bin, dass ich froh bin, die Langzeittherapie zu machen, weil ich mir dort erhoffe, die Antworten zu finden. **Die Therapie dort wird das sein, was ich daraus mache.** ICH mache die Therapie, niemand macht sie für mich.

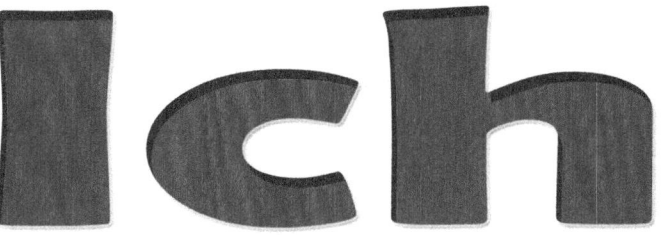

Also wird der Erfolg davon abhängen, wie sehr ich mich einbringe, wie viel ich an mir arbeite. Sicher, es gibt dort Therapeuten, Psychologen, Ärzte und die Mitpatienten, aber sie können mir nur den Rahmen zeigen - die Arbeit muss ich machen.

Man hat mich schon mal für euphorisch gehalten, wenn ich von der Therapie erzählt habe. Aber ich habe klar gestellt, dass ich sehr wohl weiß, dass es manche Tage dort geben wird, wo ich wahrscheinlich alles hinschmeißen will, wo ich nicht gut drauf sein werde („Aber sowas von!") und dass ich mir da nichts vormache.

Trotz allem WILL ich die Therapie und ich WILL an mir arbeiten, denn ich sehe mich in der Verantwortung vor mir selbst und vor Gisela. Ich habe gestern eine Traurigkeit gefühlt und mit meiner Frau abends darüber geredet und ich habe ihr gesagt, dass ich so langsam diese unangenehmen Gefühle zulassen kann. Wenn ich Traurigkeit zulasse und nicht wegdrücke, wie es Süchtige gerne tun und ich es lange getan habe, dann bin ich ehrlich zu mir selbst. Dann belüge ich mich nicht, mache mir nichts vor, lenke mich nicht ab - dann gönne ich mir die Ehrlichkeit mir selbst gegenüber. Dann lasse ich die Traurigkeit da, wo sie ist **[Oh meine Göttin, jetzt hört sich das aber ganz nach Psychogelaber an ... pardon, aber ich kann es nicht ändern. Wie formuliert man sowas besser?]** und akzeptiere sie. Sie macht mir keine Angst mehr, denn sie ist ein Teil von mir. **[Anmerkung siehe oben]** So, nachdem ich das eben geschrieben habe, geht es mir schon wieder besser.

Palimm Palimm

Donnerstag, 26. Mai

Erst mal in Kurzform, weil über Handy: Die Tür wurde geöffnet und ich bin - mit klopfendem Herzen - eingetreten, begleitet von Gisela, die Gott sei Dank dabei war und mit mir zusammen auch die ersten Aufnahmegespräche geführt hat. Es ist die Fachklink Marienstift Dammer Berge, eine Rehabilitationseinrichtung für alkohol-, medikamenten- und glücksspielabhängige Männer. Jetzt heißt es, die Therapie zu beginnen. Ich bin mies drauf, hoffe, das legt sich.

... und nun zu etwas ganz anderem.

Freitag, 27. Mai

So sagten das die begnadeten Monty Python, wenn sie von einer Episode zur nächsten gingen, und so ähnlich geht es mir hier, in der Suchtklinik.

Gestern hatte ich die erste Suchtgruppe hier in der Langzeittherapie und ich kann nur sagen: es ist anders, es ist ganz anders, es ist absolut, total und vollkommen anders: hier geht es zur Sache ... aber sowas von!

Schon in der ersten Gruppenstunde, bei meiner Vorstellung den anderen gegenüber, kamen mir die Tränen, als ich von meinem

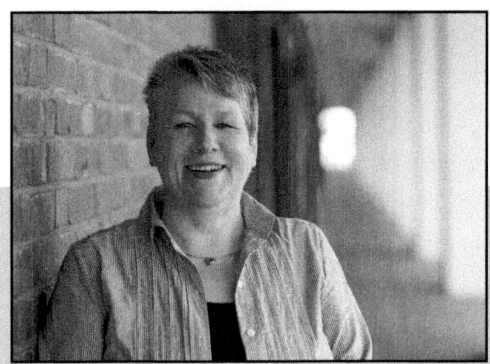

Wir haben viel unternommen, im Sommer Grillfeten an der Weser, schwimmen in Baggerseen, Fahrradtouren, solange wir noch keinen Führerschein hatten, danach Touren nach Holland, legendäre Ausflüge und wir haben ein paar Jahre miteinander Freud und Leid geteilt.

Ich bin, als ich mit 19 oder 20 meine erste eigene Wohnung bezog, aus der Kirchengemeinde in einen anderen Stadtteil und somit auch in die dortige Gemeinde gewechselt. Es folgte nach ein paar Monaten auch der Kirchenaustritt.

Ich hatte mit dem Auszug aus dem Elternhaus, allein in eine eigene Wohnung, die Spielregeln der NAK verletzt. Man(n) (und Frau schon gar nicht) zieht nicht „ohne Grund" aus dem Elternhaus aus. Auf eigenen Füßen stehen wollen ist kein Grund. Heirat wäre einer gewesen.

Die anderen Jugendlichen wurden vor mir gewarnt!

Einige der Jugendlichen, darunter auch Kai, haben sich über diese Warnung hinweggesetzt. Kai ist mit seinen Eltern 1986 aus Bremen nach Hopsten gezogen. Wir haben immer einen ganz guten Kontakt behalten. Es gab Briefe, Telefonate und wenn Kai seinen Freund Helgo in Bremen besuchte, gab es auch Treffen mit Helgo, Kai und mir.

Zusammenbruch im Dezember erzählte, von den Bausteinen, die ich jetzt Schritt für Schritt wieder aufeinanderlegen will, um aus meinem Suchtverhalten wegzukommen.

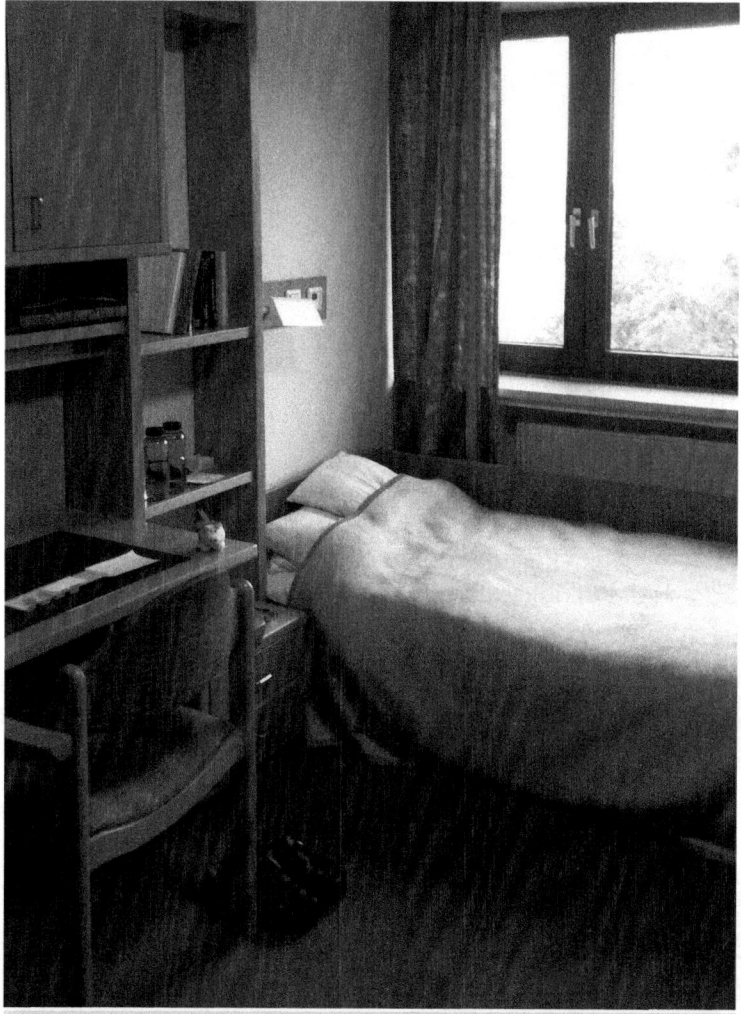

Mein Zuhause für die kommenden 15 Wochen. Könnte schlimmer sein.

Aus den Rückmeldungen der anderen konnte ich entnehmen, dass es alle sehr bewegt hat. Wenn das so weitergeht, entwickele ich mir hier zur Heulsuse. Nein, jetzt mal im Ernst: hier geht es direkt zur Sache, hier wird nicht rumgelabert und der Therapeut lenkt - aber auch die Gruppenmitglieder kommen auf den Punkt - das ist genau das, was ich brauche, dafür bin hier - auch wenn es anstrengend ist. Was ist für einen Mann anstrengender als Weinen?

Meine miese Stimmung, meine Grundtraurigkeit sind seit dem Erlebnis der ersten Gruppenstunde weg. Und seitdem fühle ich mir hier angekommen. Was nicht heißen soll, dass ich hier in der Fachklinik Dammer Berge durch die Flure tanze, **aber ich blicke mutig auf die kommenden 15 Wochen Therapie und ich weiß, hier kann ich an mir arbeiten und hier kann ich mein Suchtverhalten ändern.**

Natürlich habe ich Heimweh (O Gott, ich kann gar nicht glauben, dass ich das hier schreibe ...) und wenn ich eine SMS von Gisi kriege oder eine Mail, dann wird mir das Herz schwer, aber ich bin ja nicht hier, um Urlaub zu machen.

Gisi hat mir Texte geschrieben - die müsste ich mir eigentlich einrahmen und an die Wand hängen. Die würde ich am liebsten aller Welt zeigen, aber das wäre dann doch zu viel ... Es ist schon komisch, so offen über mich zu schreiben.

Kaiphone?

Sonntag, 29. Mai

Thomas aus meiner Selbsthilfegruppe **GGG - Gemeinsam gegen Glücksspielsucht** in Bremen war irritiert, als ich ihm am Sonnabendmorgen eine Mail mit dem iPhone schrieb. Er mailte sofort zurück, ob ich das Handy benutzen dürfe und ob er mich anrufen könne? Er schrieb mir dann noch eine sehr lange Mail mit dem Verlauf des letzten Gruppenabends, damit ich weiterhin im Bilde bleibe und weiß, was derzeit in der Gruppe passiert.

Dann telefonierten wir und er lud mich ein, an der Grillparty der Gruppe im Juli teilzunehmen, er würde mich auch von der Suchtklinik Dammer Berge abholen und wieder zurückbringen! Sowas macht ein äußerst angenehmes Gefühl der Wertschätzung!

Wie war das Wochenende? Gediegen! Ab gestern Mittag und den ganzen Tag heute hatte ich Freizeit. Ich habe mein Lauftraining begonnen **[eigentlich müsste es „Schneckentraining" heißen und mein Trainingstagebuch trägt den Titel „Buch der**

Schande"] und heute Abend war ich das erste Mal schwimmen. Es gibt hier ein richtig gutes Hallenbad, alles sehr angenehm. Gleich werden wir auf der hauseigenen Bahn bowlen. Als ich am Mittwoch in die Fachklinik kam und meine Gruppe gleich abends bowlen ging, war ich doch überrascht, dass Spielsüchtige hier auch spielen dürfen, doch es gibt hier auch noch die Möglichkeit zu kickern, Billard zu spielen und mehr .

Der erste Abend in der Klinik war eine Qual. Meine Stimmung war ganz unten. „Das hast Du jetzt davon. Jetzt bist Du hier gelandet, in der Ballerburg!"

Ich habe viel mit Gisela telefoniert, SMS geschrieben, Fotos gemailt ... das brauche ich, das gibt mir Halt. Und ihre Bemerkungen und Hinweise zu dem, was ich erzähle, sind einfach Gold wert. Sie kann mir diese Hilfe geben, weil ich heute ehrlich zu ihr bin und ihr sage, wenn ich mich schlecht fühle, Angst habe oder aufgeregt bin. Das hatte ich all die Jahre verheimlicht und das ist mal wieder typisch für die Sucht: **Sucht dreht alles um!**

> *Das Gute, was ich tun wollte, habe ich nicht getan, das Schlechte, was ich nicht tun wollte, habe ich getan.*
>
> *Die Dinge, von denen ich dachte, sie seien unwichtig, die waren wichtig (z.B. Gefühle)*

Die Klimbim-Mannschaft

Dienstag, 31. Mai

hatte damals zwar nur Fußball gespielt und kein Volleyball, aber gestern kam ich mir beim Volleyballspielen auf dem Sportplatz der Klinik in der prallen Sonne schon vor wie ein Mitglied dieser berüchtigten Chaotenmannschaft - damit will ich eigentlich nur sagen, dass es irrsinnigen Spaß gemacht hat, mit meiner Gruppe Sport zu machen: lauter dumme Sprüche, Frotzeleien und viel gute Laune. So macht Sport Spaß, selbst für eine Couchpotato wie mich.

Der Spaß zwischendurch war für mich auch nötig, denn drei

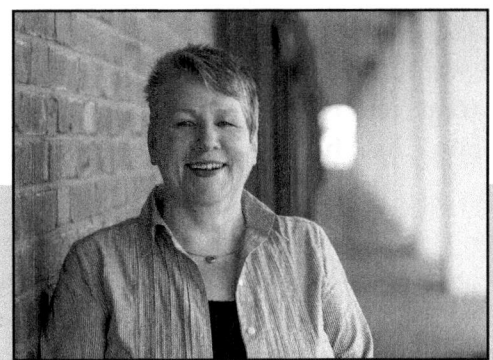

Gisela:

1982 Hochzeit in Dänemark, mein Mann war Pakistani. Alkohol spielte keine Rolle.

1991 ein Katastrophenjahr

Michi mein Zwillingsbruder stirbt mit 32 Jahren bei einem Unfall, mit ihm stirbt ein Teil von mir.

In der Zeit zwischen 1982 und 1991 hatte ich mich verloren.

Es war damals, als schaute ich in einen Spiegel und den Menschen, den ich dort sah, mochte ich nicht besonders.

Ich habe nicht gemerkt, wie sehr ich mich selber und meine Wünsche aus den Augen verloren hatte.

Mir wurde klar, dass ich mich selber wichtiger nehmen muss. Diese Erkenntnis hatte ich zwar kurz vor dem Unfall von Michi, aber durch seinen Tod und die Erkenntnis, wie schnell die Zeit vorbei sein kann, wurde mir bewusst, dass ich meine Wünsche und meine Lebensplanung anpacken musste und nicht so sehr auf die Erwartungen anderer achten sollte.

Der Wunsch, mein Leben zu leben, es nicht allem anderen unterzuordnen.

Stunden Gruppentherapie und über eine Stunde Einzelgespräch - das schlaucht, allerdings nicht körperlich, sondern emotional. Und das ist irgendwie anstrengender als Sport.

In der Gruppentherapie am Nachmittag verabschiedeten wir ein Gruppenmitglied. Das geht so: **Jeder in der Gruppe sagt, wie er den Betreffenden während seiner Zeit hier wahrgenommen hat und erhält darauf ein Feedback von ihm selbst. Dazu braucht es Mut, denn Ehrlichkeit ist oberstes Motto dabei.**

Der Abend war sehr gut, viel gutes Gequatsche auf unserem Zimmer mit anderen Gruppenmitgliedern, aber ich war schon sehr früh sehr müde. Heute Morgen war wieder Gruppentherapie, gleich anschließend noch einmal, allerdings ohne Therapeuten. Wir haben verschiedene Dinge ziemlich gut geklärt und ich war richtig stolz auf uns.

Anschließend Ergometer (ja, ich musste auch erst nachfragen: Fahrrad fahren ...), wo ich wahnsinnige 80 Kalorien verbraucht habe laut Anzeige, dann Gespräch mit einer Psychologin, die nach einer Traumaerfahrung bei mir suchte, die ich ihr aber nicht bieten konnte.

Anschließend ein Vortrag über gesunde Ernährung (als ob ich das nötig hätte ... mein Bauch zeigt doch, dass ich mich ernähren kann) und dann gab's den Dienstagskuchen in der Cafeteria, darauf folgte eine Einführung in die Benutzung der Waschküche. Komisch, die zwei Tage sind so schnell erzählt, aber sie hatten es in sich.

Tiefe Gefühle, nahegehende Erzählungen und Berichte ... alles nicht so einfach und geheim. Und alles gibt Denkstoff - aber ab und an muss ich auch abschalten und mich innerlich entspannen, sonst werde ich das hier nicht durchhalten. Das wurde mir jedenfalls gestern in der Chefarztvisite nahe gelegt. Die findet theoretisch alle vier Wochen statt. Theoretisch.

Don't panic!

Donnerstag, 2. Juni

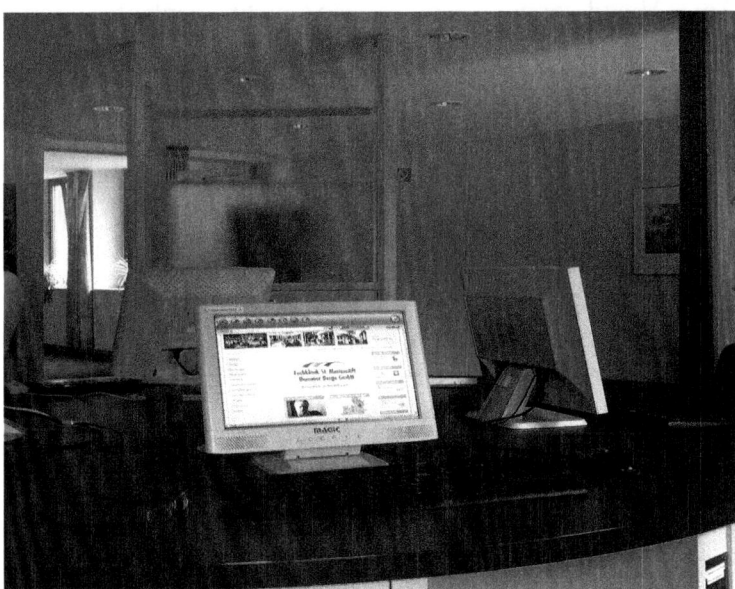

In der Klinik dürfen die Patienten sogar im Internet surfen. Man kauft sich für die PCs Karten und kann sich dann für einen Euro pro Stunde mit dem WWW verbinden.

In dem Roman „Per Anhalter durch die Galaxis", den ich immer wieder lesen könnte - wohlgemerkt, ich meine den Roman, nicht die kaputten Verfilmungen - kommt irgendwo die Bitte „don't panic!" vor. Daran muss ich denken, wenn ich das Einzelgespräch von gestern zusammenfasse: „Nun krieg' mal keine Panik, das klappt schon!"

Mein Therapeut hat mich durch seine Art, die Dinge anzuschauen und Probleme anzugehen, ziemlich beruhigt, denn gerade gestern Morgen bin ich aufgewacht mit dem unangenehmen Gefühl der Angst, meine Therapieziele nicht zu erreichen. Als ich das gestern morgen gespürt hatte, schrieb ich erst mal in mein Tagebuch, um mich ein wenig zu beruhigen, dann dehnte ich meine Sporttherapieeinheit auf etwas über 2 Stunden aus und anschließend telefonierte ich mit der besten aller Ehefrauen.

Zufällig traf ich auf dem Flur meinen Therapeuten und er bot mir ein Einzelgespräch an, dass dann wie oben beschrieben verlief. Danach ging es mir deutlich besser.

Am Abend zuvor gab es ein nicht geplantes, witziges Gruppentreffen auf meinem Zimmer (das ich mit einem Gruppenkollegen zusammen bewohne), und ich muss zu meiner Schande und tiefen Bekümmerung gestehen und öffentlich bekennen, dass ich im Verlauf dieses Abends ein paar Zeilen von irgendeinem alten Holzmichl mitgesungen habe. Ich würde gerne sagen, ich sei dazu gezwungen worden.

P.S.: Ich kann jedem nur empfehlen „Per Anhalter durch die Galaxis zu lesen", der Sätze mag wie „Am Anfang wurde das Universum erschaffen. Dies machte viele Leute ziemlich wütend und wurde allgemein als ein Schritt in die falsche Richtung angesehen."

Ein Schritt in die richtige Richtung dagegen war die Fahrt zur Langzeittherapie hier im Marienstift.

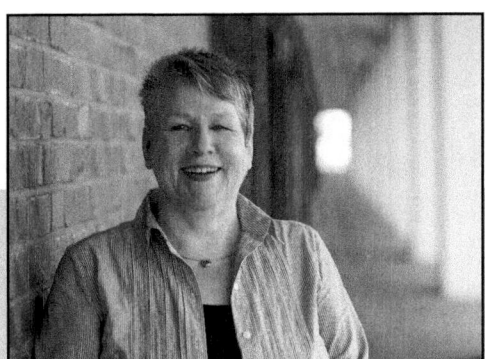

Ich habe mein Leben neu sortiert, trennte mich von meinem Mann. Einen neuen Job hatte ich fünf Tage vor dem Unfall meines Bruders gerade begonnen.

Meine Insel

Es folgte dann mein Umzug in die Bremer Neustadt. Eine tolle Wohnung - meine kleine Insel.

Auch Helgo und Kai besuchten mich in der Neustadt und zu dem Zeitpunkt war bei uns Dreien nicht gerade alles „am Laufen": Wir hatten in unserer kirchlichen Vergangenheit gelernt, dass der liebe Gott schon weiß, was er mit uns vor hat.

Ich will damit sagen, dass es nicht zu unseren ausgeprägtesten Fähigkeiten zählte, unsere Geschicke selber in die Hand zu nehmen.

Kai hatte ein Studium in Münster begonnen und nach zwei Jahren abgebrochen. Damals begann er, sich mit Jobs über die Runden zu bringen und zu dem Zeitpunkt fing er an zu trinken.

Danach lebte er wieder bei seinen Eltern in Hopsten, arbeitete in einer Gefahrgutspedition, nachdem er dort eine Ausbildung absolviert hatte. Er war unglücklich und wusste nicht wieso.

Der Einzelne-Socken-Karton

Sonnabend, 4. Juni

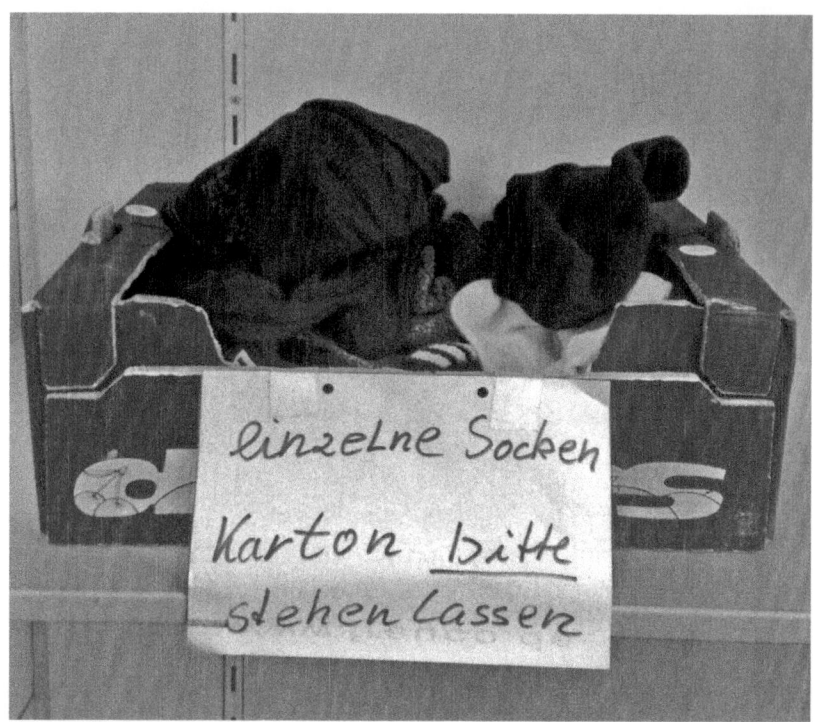

Man mag ja gerne unterschiedlicher Meinung sein über die Suchtklinik St. Marienstift und es gibt auch sicherlich das eine oder andere hier zu verbessern, aber um die Bewunderung und grenzenlose Hochachtung gegenüber einer Erfindung kommt man nicht umhin: der Einzelne-Socken-Karton!

Als ich heute morgen in der Waschküche war, meine Frau mich anrief und ich ihr davon erzählte, hörte ich schallendes Gelächter.

Ihr ist die wahrscheinlich weltweit auftretende Problematik des Eine-Socken-Verschwindens nach Benutzung einer Waschmaschine auch nicht fremd.

[Ich persönlich vertrete ja die gewagte Theorie, dass das Verschwinden der Socken mit einer öfters auftretenden kurzzeitigen Verschiebung des Raum-Zeit-Kontinuums in Zusammenhang steht. Die Socke fällt quasi in ein schwarzes Loch, was übrigens auch erklären würde, dass empirisch belegbar

überdurchschnittlich viele verschwundene Socken schwarz waren.]

Fremd ist mir heute allerdings, über meine Gefühle zu schreiben. Ich nehme mir da jetzt mal eine Auszeit, weil ... keine Ahnung ... ist eben so.

Ich wollte heute eigentlich ausschlafen, aber das ist dann doch nicht mein Ding und ich war natürlich pünktlich um sieben Uhr zum Frühstück, was die einzige Mahlzeit des Tages ohne Anwesenheitspflicht ist. Und gleich danach war für mich Waschen, Trocknen und Bügeln angesagt, dann gab es schon wieder Mittagessen - Eintopf wie jeden Sonnabend - und anschließend telefonierten Gisi und ich. Ernster als sonst waren die Gespräche, aber trotzdem gut. Die Situation momentan ist eben ernst ... es gilt zu arbeiten und zu verarbeiten ... neu auszurichten, Verhaltensweisen zu ändern. Das kann einem schon mal zwischendurch die Kraft rauben. **Und das ist dann eben anstrengend.**

Aber warum schreibe ich schon wieder so ernst? Dazu habe ich doch keine Lust heute. Ich habe nach dem Mittagessen in mein Postfach geschaut und den neuen Plan für die kommende Woche gefunden. Er ist voller als bisher, weil ich jetzt die zusätzlich gewählten sog. **Indikationsgruppen** habe, z.B. Krankheitsakzeptanz oder Sozialtherapeutische Aktivgruppe - was das genau ist, werde ich Euch schreiben, wenn ich das selbst weiß. Dies ist das zweite Wochenende hier in meiner Langzeittherapie. Es werden noch weitere folgen.

Tapfer: weitermachen!

Nee, lasst man ...

Sonntag, 5. Juni

Bin heute nicht gut drauf, keine Ahnung, warum. Gisi sagte heute, als ihr von meiner Stimmung erzählte, sie liebt mich auch, wenn ich traurig bin, schlechte Laune habe, mies drauf bin - und ich dürfe diese Gefühle haben, das sei in Ordnung. Grandios! Danke, mein Schatz!

Und deshalb und jetzt erst Recht: weitermachen!

Ich wurde entrollt!

Dienstag, 7. Juni

Ein neuer Gruppensprecher wurde gewählt, sein Stellvertreter auch, die Diensteinteilung für die Schwimmbadaufsicht in der kommenden Woche wurde erstellt und auch der Dienstplan für den kommenden Sonnabend, dem Tag also, an dem sich ehemalige Patienten hier treffen, um Erfahrungen auszutauschen, ehemalige Gruppenmitglieder hier zu treffen und vor allem: lecker zu essen und zwar an vielen verschieden Grillständen.

Ich habe Pfingstmontag morgens Aufsicht im Schwimmbad, was eine neue Erfahrung sein wird: Bademeister Kai? Am Sonnabend beaufsichtigt unsere Gruppe die Spielgeräte für die Kinder im Stundentakt. Ich werde mir dazwischen wahrscheinlich die eine oder andere Bratwurst zu Gemüte führen. Ich sehe es so: ab dem kommenden Jahr will ich selbst als Ehemaliger hier sein und den Tag genießen, daher fällt mir kein Zacken aus der Krone, wenn ich am Sonnabend helfe. *(Wer es nicht abwarten will, sollte zum Ende des Buches blättern.)*

Das Highlight dieser Woche wird der Besuch Giselas am Pfingstsonntag sein, ich darf zwar noch nicht nach Hause fahren, aber wir werden durchs Tecklenburger Land fahren und den Tag und uns genießen.

Eine Heimfahrt ist erst möglich, wenn das sogenannte Angehörigengespräch stattgefunden hat.

In der Gruppenstunde gestern morgen, als ich vom vergangenen Sonnabend sprach, meinte der Therapeut, es sei wohl Zeit für das Angehörigengespräch, was mich natürlich gefreut hat. Das Gespräch wird keine Kaffeefahrt, das ist mir klar. Die Gefühle werden ziemlich viel zu tun haben während dieses Termins … egal, das muss sein.

Übrigens hat eine Facebookfreundin gemailt, sie lese regelmäßig den Suchtbericht, aber manchmal seien es ihr zu viel Gefühl … sorry, das ist momentan mein Thema, das muss einfach sein.

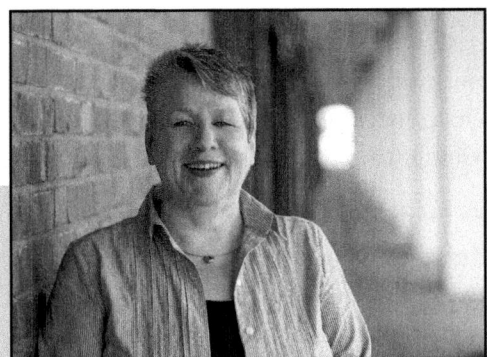

Helgo: Egal, wo er arbeitete, er hatte immer das Gefühl, am falschen Platz zu sein und sowieso immer zu früh in den Tag starten zu müssen. Er hangelte sich vom Wochenende zum nächsten Urlaub. Für Helgo war schon immer das Wichtigste, dass ihm niemand etwas vorschreibt oder überstülpte.

Im Jahr 1993 erfuhr ich von Helgo am Telefon, dass Kai einen Rückfall/Zusammenbruch hatte und gerade in einer Suchtklinik in Lengerich ist.

Ich wollte nicht schon wieder vor diesem verfluchten Alkohol die Segel streichen müssen und sagte zu Helgo „Kai braucht uns jetzt als seine Freunde." Helgo meinte, Kai lehne Besuch ab und er glaube nicht, dass ich Erfolg hätte mit meinem Ansinnen auf einen Besuch. Zuerst hat sich Kai noch etwas Zeit ausgebeten, weil er sich mir nicht so fertig zeigen wollte.

Übrigens hat Kai in Lengerich schon als Fensterputzer in genau dieser Klinik gearbeitet, er sagte immer „Ballerburg." In seinem Kopf stand damals ganz oft, „irgendwann lande ich auch unter einer Brücke oder hier in der Ballerburg."

Wir telefonierten sehr oft und es dauerte etwa zwei oder drei Wochen, bis wir uns an einem Samstag verabredet haben.

Für Süchtige ist der Zugang zu Gefühlen und der gesunde Umgang mit ihnen Gold wert. **Du wirst in diesem Buch noch viel darüber lesen.**

Gestern gab's zweimal Gruppenstunde, einmal Sport, heute auch zweimal Gruppenstunde - einmal mit einer Aufstellung - bisher stand ich solchem „Psychogedöns" ja sehr skeptisch gegenüber, aber diese Aufstellung war wirklich richtig gut und wahr!

Wir Gruppenmitglieder standen stellvertretend für andere Personen einer Beziehung und wurden vom Betreffenden im Raum positioniert und dann nach unserer Wahrnehmung innerhalb des aufgestellten Systems befragt - sprich nach unseren Empfindungen. Unsere Aussagen kamen dann den Verhältnissen der realen Situationen sehr sehr nahe. *(Alles klar?)* Interessant war für mich persönlich, dass ich lange in dieser Stellvertreterrolle blieb und wir am Ende der Gruppenstunde vom Therapeuten „entrollt" wurden, also aus dieser Rolle entlassen wurden mittels einer bestimmten Handlung.

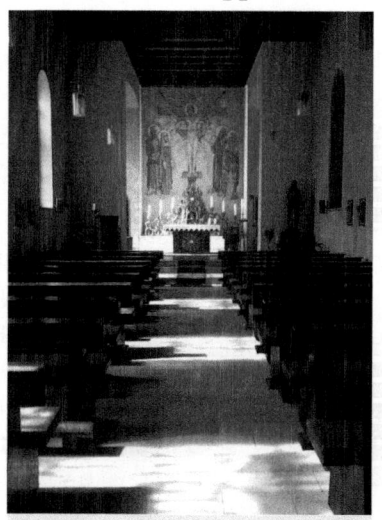
Die Kapelle des Marienstiftes

Wer mich kennt, weiß, dass ich solchen Dingen nicht zugeneigt bin, aber seit heute bin ich für sowas wesentlich offener, **denn ich habe selbst erlebt, dass es funktioniert.** Wenn das hier manchmal etwas schwer zu verstehen ist, liegt das daran, dass ich so schreiben muss, dass keine Interna bekannt gegeben werden.

So, was noch? Auch gestern und heute die Telefonate mit Gisela. **Ich müsse hier nicht alles in fünf Wochen erreicht haben, sagt sie.**

Und deshalb gelassen: Weitermachen!

Franziska van Almsick und die Badewanne

Donnerstag, 9. Juni

Am Mittwochabend stand SHG auf dem Terminplan, was für Selbsthilfegruppe steht. Es war ein 76 Jahre alter Herr von den AA - den Anonymen Alkoholikern - anwesend, der in einem längeren Monolog über sich und seine Bekehrung zur Trockenheit sprach.

Ich schreibe hier absichtlich von Bekehrung, weil die AA ein doch sehr glaubensbezogenes Fundament haben und in ihren berühmten 12 Schritten für mich persönlich nicht akzeptable Dinge stehen, wie z.B.

> 6. Schritt   *Wir waren völlig bereit, all diese Charakterfehler von Gott beseitigen zu lassen.*

> 7. Schritt   *Demütig baten wir Ihn, unsere Mängel von uns zu nehmen.*

[Sauermodus an] Zum einen habe ich keine Charakterfehler, zum anderen bitte ich niemanden, mir meine „Mängel" zu nehmen - ich bin hier, weil ich selbst an mir arbeite und weil ich selbst meine Therapie mache – niemand macht sie für mich, auch nicht die Therapeuten oder Psychologen hier. Sie können mir Hilfestellungen geben durch zum Teil sehr unangenehme Fragen oder Hinweise, aber die ARBEIT mache ich. Sonst wird dat hier nämlich nix ...
[Sauermodus aus]

Trotz allem haben mich der Abend und vor allem der ältere Herr sehr beeindruckt, denn ich halte es für sehr respektabel, dass der gute Mann sich ehrenamtlich zu uns in die Klinik begibt, um uns aus seinem Beispiel eine Lehre zu geben. Respekt und Anerkennung!

Desweiteren denke ich, dass jeder trockene Alkoholiker, der durch die Teilnahme an den AA-Gruppen trocken bleibt, ein Gewinn ist, und die AA für viele, für Millionen Menschen weltweit die absolut richtige Gruppierung ist. Wenn ich mich recht entsinne, besucht z.B. der berühmte Gitarrist Eric Clapton regelmäßig die AA, selbst wenn er auf Welttournee ist, und das schon seit mehr als 20 Jahren. (Dass ich nicht so gut Gitarre spielen kann wie Eric, will ich hier nicht erwähnen.)(Aber dass ich vor kurzem zusammen mit Gisela seine Biografie „Mein Leben" gelesen habe, auf Empfehlung der Suchtfibel, das sollte ich erwähnen.)

Wie dem auch sei, einen Satz aus der Vorstellung der AA habe ich mitgenommen: **Eine Franziska van Almsick wird man nicht in der Badewanne!**

Heute Nachmittag war der erste Termin der sozial-therapeutischen Aktivgruppe, in der es darum geht, sich die Mechanismen und Verhältnisse der Beziehungen, in denen man lebt - zu allen anderen Menschen also - einmal genauer anzuschauen. (Oder irgendwie so)

Dies fing damit an, dass ein jeder sich selbst vorstellen sollte, aber in der Rolle eines Menschen, der einen gut kennt. Ich stellte mich also hinter meinen Stuhl, sagte, wer ich sei und dann „und hier vorne sitzt Kai und der ist ... "

Das war reichlich merkwürdig und nicht so leicht, wie man sich das vorstellt, aber sehr interessant. Dass Aquajogging anstrengender ist, als ich dachte, und dass ich eine Stunde Fahrrad gefahren bin, verschweige ich hier mal. Was ich jedoch nicht verschweigen möchte: Gisela hat mich gerade eben im Gespräch von vielen Mitarbeitern des besten Bestattungsinstitutes (der Welt, des Universums und des ganzen Rests) gegrüßt. Es ist natürlich das GE·BE·IN - blöder Name, klasse Unternehmen.

Was war noch? Eine Gruppenstunde mit dem Prior des Benediktiner-Klosters in Damme, der sehr offen auch auf persönliche Fragen geantwortet hat und nicht nur bei mir etliche Sympathiepunkte erntete. Ich denke, ein Besuch in diesem Priorat wäre ganz interessant ... mal sehen, wann das geht. Ach ja, und ab heute darf ich das Klinikgelände verlassen, was ich mit einem feierlichen Currywurst-Pommes-Essen im Dorf würdigen werde.

Nachtrag: Heute morgen fand ich in meinem Postfach eine Karte von Gisela, in der sie mir dankt, für die Teilnahme an der Therapie, für das Ehrlichsein und die offenen Gespräche. Da fehlen selbst mir

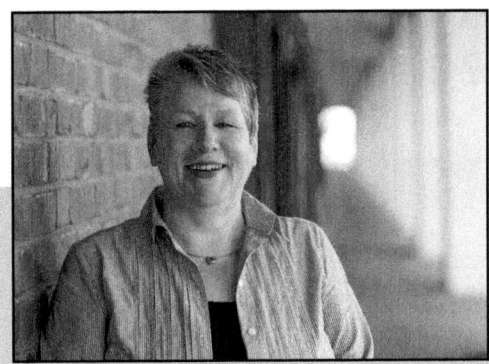

1. Treffen

Natürlich war ich etwas vor der verabredeten Zeit dort angekommen und wartete in einem kleinen Pavillon, in dem ein älteres Ehepaar saß.

Er wirkte unendlich deprimiert und in sich zusammengesunken, sie streichelte ihm ganz sanft über die runzlige Hand und versuchte, ihm Mut zu machen.

Beide schienen mich gar nicht wahrzunehmen, obwohl ich bestimmt eine halbe Stunde dort war.

Diese Szene hat sich mir eingebrannt und mich sehr berührt.

Meine Überlegung war, wer von den beiden wohl schlimmer dran war?

Die Klinik liegt auf einer kleinen Anhöhe. Kai kam den Hügel runter und hatte sein Gesicht hinter einer Sonnenbrille versteckt. Ich fand nicht, dass er sich verstecken musste. Für mich gab es dazu keinen Grund.

Ich lernte erst viel später, dass es natürlich ein irre großes Schamgefühl gibt.

Wir verbrachten die Zeit, die natürlich rannte, damit, über alles zu schnacken. Auch über die Lügen, die Ängste, die

die Worte ... und ich lasse das jetzt einfach mal so stehen, denn was könnte ich dazu schon sagen?

Beschämt und dankbar: Weitermachen!

Salat? Salat? Bratwurst!!

Sonnabend, 11. Juni

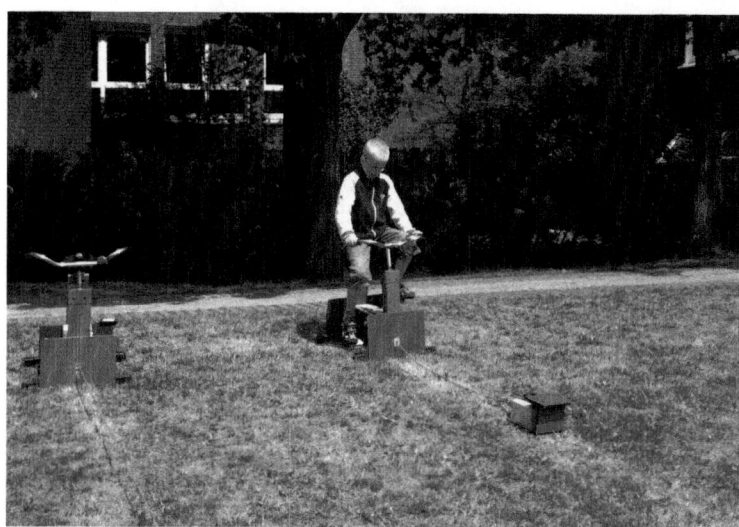

Er ist vorüber, der Tag für die ehemaligen Patienten der Suchtklinik St. Marienstift Dammer Berge GmbH (oder so ähnlich) - Es gab einen Festakt mit Vortrag und reichlich zu essen: Bratwurststände, Pommesstände, Gyros, Kuchen, Salat (was ist das?), Steakstände und der beste von allen war der Kinderspielzeugstand, an dem unter anderem ich Dienst tat.

Manche hier behaupten, sie hätten mich öfters am Bratwurststand gesehen, doch das weise ich energisch zurück. Ich habe nur eine Bratwurst gegessen und das zählt nicht. Und danach noch eine. Gut, okay, auch zweimal Pommes, und ja mein Gott, Steak und Kuchen auch. Aber das habe ich wieder gut gemacht, indem ich keinen Salat gegessen habe.

An dem besagten Spielestand gab es eine ... hm ... wie nennt man das? Mohrenkopfwurfmaschine! Wenn jemand eine bestimmte Stelle an einer Holzfigur traf, flog ein Mohrenkopf durch die Luft und musste vom Werfer gefangen werden. Es waren mehr Erwachsene dort am Start als Kinder und es hat wirklich Spaß gemacht, da zu betreuen.

Ich bin mit vielen ehemaligen Patienten in Kontakt gekommen, weil ich sie einfach angesprochen habe und dann ging es los: jeder sagte, wann er das letzte mal hier war und wie lange er schon spielfrei ist und wie gut das tut ... und ich sagte jedem, der es hören wollte und auch nicht hören wollte, **dass ich nächstes Jahr auch hier sein werde.** Und dieser Gedanke hat mir gut gefallen. Das wichtigste für mich heute aber ist: Morgen! Dann nämlich kommt die beste Ehefrau von allen und wir werden den Tag gemeinsam verbringen. Ich freue mich schon so sehr darauf, das gibbets nich!

Heute riefen mich der Leiter und der Stellvertreter meiner Bremer Selbsthilfegruppe GGG an und wollten einfach wissen, wie es mir geht. Außerdem erhielt ich per Mail einen Bericht des letzten Treffens und das ist wunderbar, denn dadurch bleibe ich auf dem Laufenden. Schließlich will ich eines Tages wieder an den Gruppenabenden teilnehmen.

Ich habe bei ihnen auch neue Flyer der Gruppe bestellt, damit ich sie hier verteilen kann. Gisela wollte sie heute noch abholen und mir morgen mitbringen.

Gestern: Ergotherapie, Musiktherapie mit Besprechung von Bildern, die zu einer bestimmten Musik gemalt worden waren (ich entwickele mich hier noch zum Psychoheini ... na ja, immer noch besser als weiterhin Pokerheini!), anschließend sozialtherapeutische Aktivgruppe. In dieser Stunde habe ich eine Familienaufstellung gemacht, mit meiner eigenen Familie, mit der ich ja schon seit Jahren keinen Kontakt mehr habe, aus eigenem Antrieb übrigens. *(Meine Familie besteht aus Sektierern. Ich war auch einer. Völlig iben und verbumfeit, wie Kempowski gesagt hätte, mein Lieblingsschriftsteller [„Tadellöser & Wolff"]. Diese Menschen leben notwendigerweise in einem Paralleluniversum und können nicht mehr klar sehen. Nur verkauft sich das besser als süchtig zu sein. Denn es fällt nicht so auf.* **Ist aber genauso bescheuert.** *Es geht hier um die Neuapostolische Kirche. Später dazu mehr ...)*

In dieser Aufstellung kamen mir einige neue Erkenntnisse, die ich so nicht erwartet hatte und die mir weh taten. Es hatte mit meiner Mutter zu tun. Es gab ein paar Tränen von mir, aber es war sehr lehrreich, einige Dinge zu erfahren, die ich vorher nicht so gesehen hatte.

Am Ende der Stunde war ich einigermaßen geschafft. Und es ist wirklich wahr: **Therapie ist anstrengende ARBEIT.** (Abba sowat von ...)

Und dann brauchte ich das Telefonat mit Gisela, fast eine Stunde und immer noch zu kurz. Die Frau hat einfach Klarheit und Liebe. Morgen werden wir uns sehen, deshalb glücklich: weitermachen!

Save our Souls ...

Montag, 13. Juni

musste heute niemand im Schwimmbad der Suchtklinik Dammer Berge rufen, denn Bademeister Kai hatte schließlich Dienst und aufgepasst, dass nichts passiert.

Von halb zehn bis elf Uhr morgens war Schwimmbadaufsicht angesagt, die darin bestand, dass ich aufschloss, aufpasste, mit Gruppenkollegen schnackte, die mir Gesellschaft leisteten, und dann wieder abschloss.

Ansonsten war der Tag heute frei. Gestern kam schon früh morgens Gisela und holte mich ab zu einer Tour nach Tecklenburg, die wir beide sehr genossen.

Und bis wir pünktlich zum Abendbrot um 17.45 Uhr wieder zurück sein mussten, tat uns die Nähe nach zwei Wochen Wartezeit sehr gut. Bummeln, Shoppen, Essen gehen, durch die Gegend fahren und dabei schnacken, schnacken, schnacken ...

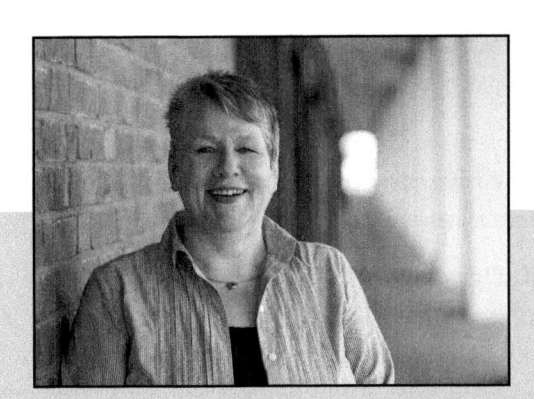

Situation bei seinen Eltern. Es gab tausend Dinge, über die wir sprachen und wir genossen beide diese Zeit.

Es war an jedem 2. Wochenende möglich, für ein paar Stunden einen Besuch genehmigt zu bekommen. Sobald es ging, trafen wir uns auch.

Wir haben die Umgebung abgeklappert, sind ins Kino, nach Osnabrück, Ibbenbüren und ins Tecklenburger Land gefahren, haben uns gegenseitig Mut gemacht und uns mitgeteilt, was uns bewegt.

Kai berichtete aus seinem Alltag, mit entsprechenden Therapien und zog nach ein paar Wochen in eine der Wohngemeinschaften auf dem Klinikgelände um.

Ich war komplett genervt vom Thema Alkohol durch den Verkehrsunfall meines Zwillingsbruders und das Trinkverhalten meiner Mutter. Und ich habe mich, auch um mich Kai gegenüber richtig zu verhalten, nach einer Selbsthilfegruppe umgesehen.

In dem ersten Treffen einer Angehörigengruppe bekam ich nur den eindimensionalen Blickwinkel der Angehörigen vermittelt und der reichte mir nicht. Bei den Guttemplern, die sich in der Bremer Neustadt trafen, fühlte ich mich sofort gut aufgehoben, weil dort Betroffene und Angehörige zusammen in einem Treffen waren.

Antabus, Haareschneiden und Folter

Donnerstag, 16. Juni

Der Dienstag: Gruppenstunde mit Rückschau auf das Wochenende: Ich habe von meinem Tag zusammen mit Gisela berichtet; davon, dass wir sehr albern waren und die Nähe sehr genossen haben.

Danach hatten wir wieder Gruppenstunde, allerdings haben wir ausschließlich Organisatorisches besprochen.

Nach dem Mittagessen eine sehr spannende Stunde in der **Indikationsgruppe „Krankheitsakzeptanz"**, in der es ja nicht nur um Spielsucht geht, sondern auch um Sucht allgemein. Ich erfuhr Interessantes über die Antabustherapie, die in den achtziger Jahren durchgeführt worden ist: Antabus ist ein Medikament, dass Alkoholikern verabreicht wird (wurde), damit ihnen selbst bei der geringsten Zufuhr von Alkohol schlecht wird: Hautrötung, Kältegefühl in den Armen und Beinen, Übelkeit, Kopfschmerzen und vor allem Herzrasen und Blutdruckabfall bis hin zum Herzkreislaufschock.

Diese Nebenwirkungen gehen teilweise bis zum Herzinfarkt. Man kann darüber streiten, wie sinnvoll so ein Medikament ist, ich persönlich denke, dass es nicht hilft, die Ursachen des Alkoholkonsums zu erkennen und daher für eine Therapie, wie ich sie mir vorstelle, nicht geeignet ist.

Ich möchte bei mir die Ursachen für mein Suchtverhalten erkennen und dann **daran arbeiten, alternative sprich gesunde Verhaltensweisen zu erlernen, auszuprobieren und zu trainieren,** und zwar so lange, bis sie mir in Fleisch und Blut übergegangen sind. Das ist kurz gesagt mein Verständnis von Langzeittherapie.

Anschließend hielt derselbe äußerst sympathische weil stets ruhige und sanfte Therapeut einen Vortrag über Sucht im allgemeinen, so richtig professionell mit PowerPoint und Mikro - eine Galavorstellung quasi.

Daraufhin fuhr ich mit zwei weiteren Gruppenmitgliedern ins Dorf, um einzukaufen, und nach dem Abendbrot habe ich meinem Zimmerkollegen erst mal die Haare geschnitten. Gott sei Dank hat er mich darum gebeten, sonst könnte er mich jetzt wegen Verunstaltung verklagen.

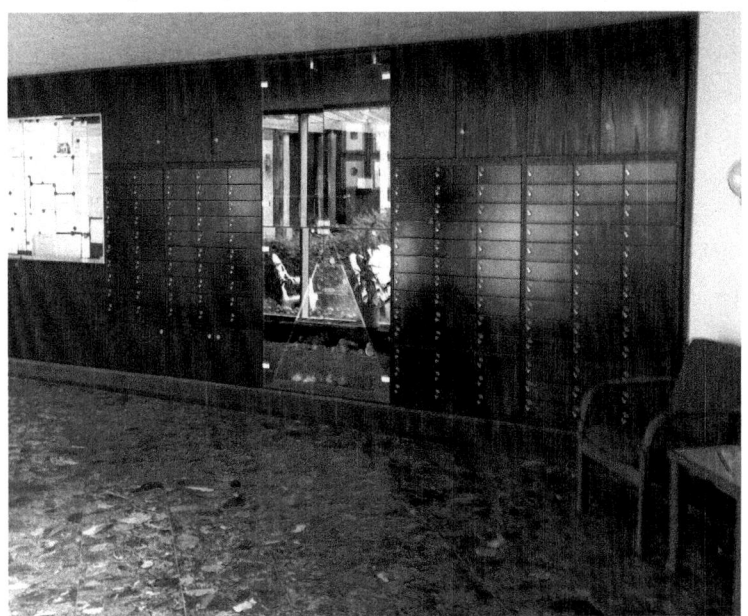

Postfächer für die Patienten. Hier werden jeden Sonntag auch die neuen Stundenpläne für die kommende Woche hinterlegt.

Gestern, am Mittwoch, hatte ich erst wieder Ergometertraining - in Kombination mit Musikhören übers iPhone ist das richtig gut. Außerdem ist da immer diese freundliche Sporttherapeutin, die übrigens auch diesen Blog gelesen hat und es ganz gut findet, dass „man auch mal die andere Seite hört", wie sie mir sagte.

Dann war wieder sozialtherapeutische Aktivgruppe mit einer Analyse einer sehr belastenden realen Situation eines Gruppenmitgliedes und Ausarbeiten von Lösungsvorschlägen. Anschließend wieder Wasserfolter, die hier merkwürdigerweise Aquajogging genannt wird.

Abends fiel das Abendbrot aus, stattdessen gab die Klinik ein Grillen aus für die Mitarbeit am letzten Sonnabend am Tag der ehemaligen Patienten. Ich werde hier definitiv nicht verraten, wie viele Bratwürste ich gegessen habe.

Im Laufe des Tages kam mir der Gedanke: „Jetzt bist Du schon drei Wochen hier und hast nur noch 12 Wochen, hoffentlich schaffst Du das auch in der Zeit!" - **so verändert sich die Sichtweise.**

Abends lange Telefonate mit Gisela, wie immer und unabdingbar. Ohne das kann ich nicht. Heute morgen hatte ich gleich nach dem Frühstück ein Einzelgespräch mit meinem Therapeuten und ich habe den Mut aufgebracht, ihn zu fragen, was er an mir negativ sieht. Mit der Antwort war ich sehr zufrieden. [Angebermodus aus ... sorry, hatte sich von selbst eingeschaltet, irgendwas an dem Programm stimmt wohl nicht.]

Wie geht es weiter? Heute noch Krankheitsakzeptanz, dann Gruppenstunde, danach Abendbrot - man muss dort erscheinen - und dann verabschiedet sich ein Gruppenmitglied mit einer Bowlingsession.

Morgen Abend wird Gisela zum Angehörigengespräch erscheinen, quasi ein Paargespräch mit meinem Therapeuten. Es läuft. Ich bin zufrieden.

15 minutes of fame

Sonntag, 19. Juni

Der Künstler Andy Warhol vertrat die Auffassung, dass die Medien jedem ermöglichen sollten, weltberühmt zu werden, und sagte 1968 „in the future, everyone will be world-famous for 15 minutes."

Einen guten Teil dazu beitragen könnten die ab Montag angesetzten Urinproben: Nach einem Zufallsprinzip werden täglich Patienten bestimmt, eine Urinprobe abzugeben. Wenn dies innerhalb von 15 Minuten nicht gelingt, wird ein Rückfall angenommen. Dies jedenfalls wurde am Freitag auf einer Patientenvollversammlung von der Leiterin der Fachklinik St. Marienstift Dammer Berge bekanntgegeben und sorgte für Unterhaltung - im Sinne des Wortes.

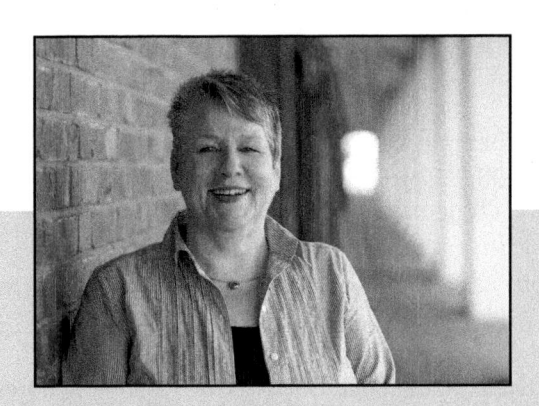

Ich habe dort unendlich viel gelernt, vor allem was es bedeutet, wenn man sich co-abhängig verhält. In dieser Gruppe erfuhr ich aus erster Hand, dass es für den Alkoholiker, also den Süchtigen, nichts wichtigeres gibt als den Stoff.

Klaus (selber Alkoholiker) aus der Gruppe hat, als Kai einen Rückfall gebaut hatte, zu mir gesagt, „Du darfst nicht glauben, dass Kai dich nicht gern genug hat. Es könnte gerade die Welt untergehen, er hat trotzdem nur den Stoff im Sinn und kann sich dann auch nur darum kümmern."

An diesen Ausspruch sollte ich noch oft denken!

Wir haben, nachdem Kai in der Wohngemeinschaft der Klinik Lengerich war, das O.K. gehabt, dass Kai ab und an auch Wochenendfahrten nach Bremen unternehmen konnte.

Die Wochenenden waren genial, wir genossen diese Zeit und wenn Kai wieder in Lengerich war, telefonierten wir am Abend.

Ein Paar sind Kai und ich seit September 1994

Kai stellte einen Antrag auf Langzeittherapie. Die sollte dann mindestens 6 Monate dauern.

Wir haben die gemeinsame Zeit so sehr genossen, dass jedesmal, wenn das Wochenende sich neigte, ein Bruch entstand.

Ich als seit fast 17 Jahren trockener Alkoholiker kann mir etwas angenehmeres vorstellen, als im schlimmsten Fall fälschlicherweise eines Rückfalles beschuldigt zu werden. Nun, ich warte ab, ob ein Nicht-Müssen-Können zu einem Nicht-Können-Müssen führen wird.

Der Freitag hatte allerdings noch mehr zu bieten: Kreativtherapie und dann Musiktherapie mit einem zwischenmenschlichen Generve, in deren Verlauf ich jemanden bat, einfach mal die Fr*sse zu halten, und nachmittags wieder die sehr gute sozialtherapeutische Aktivgruppe mit dem Aufdröseln einer diesmal wirklich komplizierten Situation aus dem realen Leben. Danach Wasserfolter.

Abends kam Gisela, weil für nach 20 Uhr das Angehörigengespräch angesetzt war. Vorher fuhren wir beide ins Dorf, aßen etwas in einem italienischen Bistro und überlegten gemeinsam, worüber wir im Angehörigengespräch reden wollten.

Im Angehörigengespräch stellte sich dann mein Therapeut (Achtung: ein historischer Moment in diesem Blog: es erfolgt eine erste Namensnennung [die natürlich abgesprochen ist und noch dazu später mit einem Foto ergänzt wird]) **Horst Schwennen** meiner Frau vor, danach stellte sich Gisela vor und es begann das Gespräch, das fast eineinhalb Stunden dauern sollte und in dessen Verlauf - Oh Wunder - natürlich auch wieder Tränen flossen.

Horst Schwennen grub erst einmal die letzten Jahre aus, mehr im Dialog mit Gisela als mit mir, dann redeten wir über unsere Ziele und noch andere Dinge, die ich hier nicht wiedergebe. Nur soviel: **Ich kann jedem in meiner Situation nur raten, ein solches Angehörigengespräch zu führen und ich kann es auch jeder/ jedem Angehörigen raten.** [Und wenn Ihr es irgendwie bei Horst Schwennen einrichten könnt: Macht es! Es bringt etwas.]

Nachtrag 2015: Horst Schwennen lebt nicht mehr, er führt jetzt wahrscheinlich im Himmel Therapiegespräche.

Er war ein wunderbarer Mensch, ein hervorragender Therapeut und Gisela und mir eine unfassbar große Hilfe.

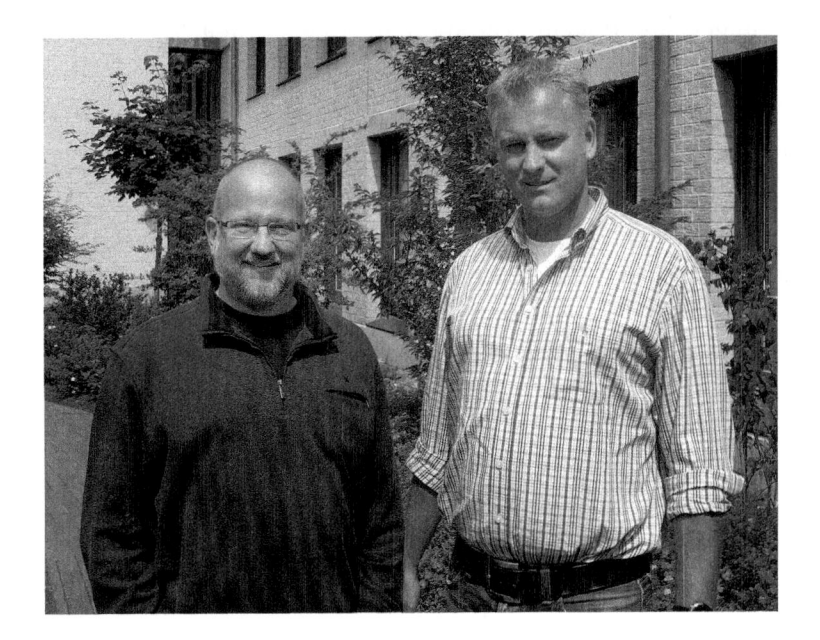

Zwei Dinge aber will ich noch verraten: Ich sagte ihm, dass er ein sehr anstrengender Therapeut sei - wofür er sich bedankte :-) und er meinte, wenn ich eine Herausforderung bekäme, würde ich die Ärmel aufkrempeln und sie mit Elan angehen, wie zum Beispiel jetzt die Therapie - das hat mir gut gefallen, aber ich selbst kann an mir eigentlich nichts Gutes gelten lassen.

Das hatte ich vorher in der Musiktherapie noch einmal gemerkt: Wir wurden während einer Entspannungsübung zu leichter Esoterikmusik (ich jedenfalls nenne sie so) gebeten, einmal aus uns heraus zu treten, uns zu beobachten und dann uns selbst zu sagen, was wir gut an uns fänden - jeder für sich selbst natürlich und im stillen - ich habe überlegt und überlegt und mir wären fast die Tränen gekommen, nein, mir sind die Tränen gekommen, **weil ich an mir nichts Positives finden kann.**

Das fand ich selbst ziemlich traurig und sogar erschreckend. Aber: ich arbeite daran! Das Angehörigengespräch hat sowohl für Gisela als auch für mich sehr viel gute Gedanken und Hoffnungen gebracht und mich beruhigt in die nächste Zukunft blicken lassen.

Der Sonnabend war für mich erst mal ein Arbeitstag: Schon morgens um 7 Uhr die erste Maschine Wäsche anstellen, dann trocknen und das ungeliebte Bügeln, Zimmerreinigung, schreiben, aufräumen, ordnen. Dann war es auch schon Mittagszeit und um 12.30 Uhr besuchten mich Mitglieder meiner Selbsthilfegruppe aus Bremen (Schaut doch mal ins Internet: Ich habe für meine Gruppe eine Internetseite gebastelt: www.ggg-bremen-nord.de)

Es war ein langes, angenehmes und spannendes Treffen, offen, herzlich, ehrlich! Wir haben stundenlang geschnackt, wir haben sogar eine Stunde in unserem Gruppenraum gesessen und tatsächlich eine Gruppenstunde abgehalten, zu dritt!

Es gab einiges zu klären, Perspektiven auch der Gruppe zu diskutieren, es gibt Umbrüche und neue Regeln.

Ich habe die beiden auch durch die Klinik geführt, ihnen hier alle Räumlichkeiten und Orte gezeigt, sie sind dabei auch mit Mitpatienten ins Gespräch gekommen und ich habe ihnen von meinen ersten drei Wochen hier berichtet, auch von meinen Gefühlen, sogar von der Situation in der Musiktherapie mit meinen Tränen.

Die beiden gaben mir ein Geschenk der Gruppe, das mir richtig tief zu Herzen ging: ein Plakat mit guten Wünschen und Unterschriften und einem großen Foto von der Gruppe! (Von dem anderen Geschenk, dass mit Trauben-Nuss zu tun hat und jetzt in meinem Kühlschrank liegt, schreibe ich mal nichts.)

Ich habe das Gefühl vermittelt bekommen: Wir mögen Dich, wir denken an Dich und wir wünschen Dir nur Gutes! Das ist schon ein heftiges Ding, jedenfalls für mich ... aber sehr angenehm!

Pünktlich zum Abendbrot verließen mich die beiden, ich umarmte sie ganz herzlich und dann war dieser Teil des Tages beendet.

Abends sprach ich lange und mehrmals mit Gisela, detailliert und intensiv. Heute morgen holte mich Gisela ab und wir führen nach Osnabrück in das Museum am Schölerberg, gleich neben dem Zoo, und nahmen an einer Führung durch die Ausstellung „Sternenfenster" teil.

Es war schön dort, wir gingen Hand in Hand, wir genossen einander und den Tag ... ich werde hier nicht allzu viel davon

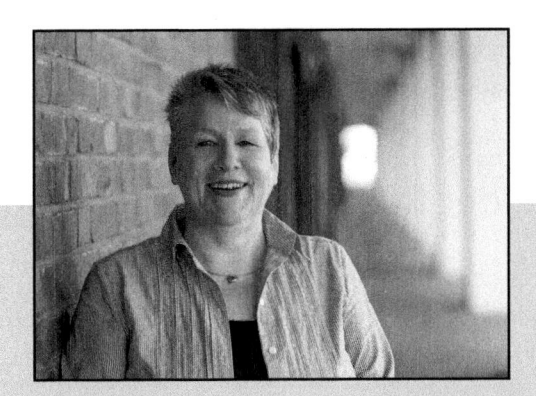

Als wir auf einer Rückfahrt von Bremen nach Lengerich in der Raststätte Dammer Berge waren, gab es einen Moment, in dem ich gedacht habe „und wenn Kai jetzt verschwindet - und sich zumacht?"

Eines Morgens war es dann soweit.

Anruf aus der Klinik, ob Kai bei mir in Bremen sei?

Er hätte wohl mal gerade seine Zahnbürste und ein wenig Wäsche eingepackt und sei verschwunden.

In der Zeit habe ich gelernt, wie hilflos Angehörige sind, wenn der Süchtige sich „dicht macht"

Kein Mensch wusste, wo Kai ist. Ich habe versucht die Nerven zu behalten, was echt schwer war. Anrufe aus der Klinik mit Fragen, ob irgend etwas auffälliges geschehen war, die Eltern von Kai fragten bei mir nach, ob wir uns gestritten hätten. (Nachtigall)

Ab und zu klingelte nach ein paar Tagen das Telefon, aber auf der anderen Seite war Schweigen. Ich wusste, das es Kai war.

Nach vielen Tagen und einer gefühlten Ewigkeit meldete sich Kai an einem Abend dann doch und sagte zögerlich, wo er sich befand und dass er nicht mehr kann.

schreiben, aber es war einfach nur gut!

So, jetzt ist der Sonntagabend da, die nächste Woche steht vor der Tür, neue Gedanken, alte Übungen, aber immer mit einem Silberstreifen am Horizont. Und mit einer Ehefrau, die zu mir steht, und mir hilft, hier in der Klinik mit mir selbst und meinem Leben - meinem Scherbenhaufen, eher gesagt - klarzukommen.

Vom Schaf, der Rose, dem Piloten und Kai

Dienstag, 21. Juni

Was ist seit Sonntag passiert? Montag war wieder Gruppenstunde mit Wochenendrückblick und Diskussion über Probleme eines Gruppenmitgliedes.

Mein Rückblick auf das Wochenende dauerte länger, es gab ja viel zu erzählen auch vom Angehörigengespräch, vom Besuch meiner Gruppenkollegen am Sonnabend und natürlich vom Sonntag mit Gisela.

Darauf Musiktherapie, in der aus dem Buch „Der Kleine Prinz" von Antoine de Saint-Exupéry - das meine Leute vom GE-BE-IN natürlich kennen wegen des schönen Zitats „Man sieht nur mit dem Herzen gut. Das Wesentliche ist für die Augen unsichtbar." - eine Episode vorgelesen wurde.

Es ging in dem Kapitel um die Frage des kleinen Prinzen, warum Schafe Rosen fressen, obwohl die doch Dornen haben. Ich glaube, es war das siebte Kapitel.

Am Ende wurden wir gefragt, wie viel Anteile von der Rose, dem Schaf, dem kleinen Prinzen und dem Piloten wir eigentlich in uns hätten. Klingt komisch, is' aber so!

Dadurch ergab sich eine längere Unterhaltung, in der ich Teile aus meiner Kindheit berichtete. Und am Ende sagte mir die Therapeutin, wie schon einige andere Menschen zuvor, ich solle mal nicht so angestrengt mit mir selber und den Zielen, die ich erreichen möchte, sein. Naja. Danke.

Der Sport nach dem Mittag im Schwimmbad war sehr witzig: Wasservolleyball. Das könnte mir auch weiterhin gefallen. Die gute Sporttherapeutin braucht übrigens Nerven wie Drahtseile, nur mal so nebenbei bemerkt.

Anschließend war wieder Gruppenstunde, ein Gruppenmitglied stellte sein Lebensbild vor. Das hat nichts mit einem gemalten Bild zu tun, sondern ist die Erzählung des bisherigen Lebens mit Schwerpunkt auf der Suchtproblematik - wann habe ich was wieviel warum genommen oder getan - angefangen von der Geburt, wobei dem Erzähler überlassen bleibt, was er erzählt.

Natürlich werden dann von uns Fragen dazu gestellt und es entwickelt sich oft eine Betrachtung der heutigen Situation mit Kritik am derzeitigen Verhalten - immer im Rahmen der Hilfe zur Neuorientierung. Aber dass Langzeittherapie Arbeit bedeutet, ist ja nun nichts Neues.

Heute morgen ging es weiter mit Gruppenstunde und dem Lebensbild, danach wieder TZG. Jeder weiß natürlich, dass dies *Themenzentrierte Gruppe* bedeutet und für Gruppenstunde ohne Therapeuten steht.

Es ging um etliche Themen, unter anderem Selbstdisziplin. Nach dem Mittagessen die vorletzte Stunde der Indikationsgruppe Krankheitsakzeptanz - die Fragestellung lautete **„Was haben wir unseren Angehörigen angetan?"** - ein Versuch, sich hineinzufühlen, der nicht gerade zu den angenehmsten Erfahrungen zählt. Und deshalb umso wichtiger ist. **Sich stellen müssen.**

Der Tag fand seinen Abschluss mit einem Vortrag eines Arztes über stoffgebundene Süchte. Der gute Mann ging unter anderem auf Elvin Morton Jellinek (To whom it may concern: Etwas mehr über ihn zu erfahren, lohnt sich. Auf www.suchtbericht.de habe ich etwas über ihn zusammengestellt) ein, den wohl bekanntesten Erforscher der Alkoholkrankheit, der als erster Alkoholismus als Krankheit erkannte.

Von ihm ist auch der Jellinek-Fragebogen, der einem hilft zu erkennen, ob man alkoholkrank ist oder nicht.

Was sonst noch? Gruppengenerve, dummes Kindergartengehabe bei Kleinigkeiten wie Schwimmbaddienst oder Cafeteriadienst ... es ist manchmal nicht zu fassen, wie lächerlich die Auseinandersetzungen darum sind. Aber das ist was für die nächste Gruppensitzung am Donnerstag.

Meine eigene Gedanken-Giftspritze

Donnerstag, 23. Juni

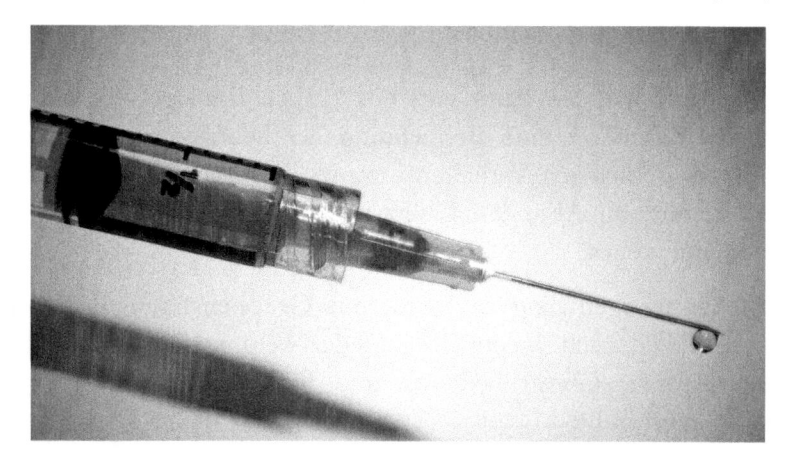

Wenn das so weitergeht, werde ich hier im Laufe der Zeit noch das ganze Personal der Klinik St. Marienstift Dammer Berge vorstellen. Nach meinem Therapeuten Horst Schwennen folgt heute Diplom-Pädagoge Walter Maronde, Co-Therapeut meiner Gruppe und seit mehr als einem Vierteljahrhundert im Team der Fachklinik.

Gestern morgen ging ich zu ihm, damit er mir bei der Klärung einer Angelegenheit mit der Rentenversicherung hilft, darauf entwickelte sich fast ein Einzelgespräch, in dessen Verlauf er mich auf die self-fulfilling prophecy hinwies, die sich selbsterfüllende Prophezeiung, die in meinem Fall mit meinen negativen Gedanken und Einschätzungen über mich persönlich zu tun hat und die dann dazu führen, dass ich mir selbst - wie er es ausdrückte - jeden Morgen eine kleine **Gedanken-Giftspritze** setze.

Darüber hinaus meinte er auch, es sei für mich ein Schutz gewesen, in meiner Kindheit meine Gefühle wegzudrücken. Ich

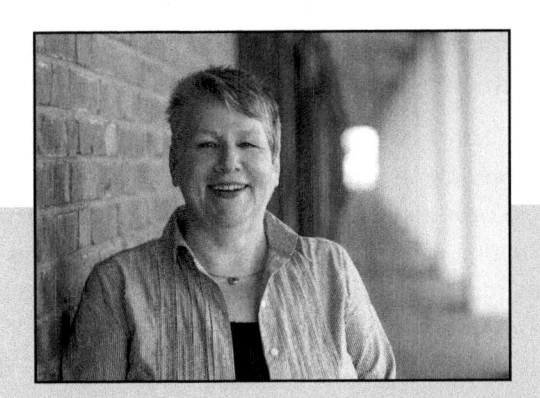

Unsere Verabredung war, komm nach Hause und wir packen das schon.

Körperlich und seelisch am Ende, nahm Kai den Zug von Köln nach Bremen.

Nachts um 2:30 Uhr stand ich auf dem Bahnsteig und hoffte, dass er es in den Zug geschafft hat und auch realisiert ,in Bremen angekommen zu sein etc.

Als Häufchen Elend stieg Kai als letzter aus dem Zug.

„Kalter Entzug" in Bremen (bei mir/uns in der Wohnung)

Warnung der Fachleute vor den Gefahren - Krampfanfälle - Delirium usw.

Dem Himmel sei Dank, es ist alles gut gegangen. Es gab knifflige Situationen, weil Kai mich immer wieder darum gebeten hatte, ihn nicht in eine Klinik zu bringen ... außerdem war es nicht gut möglich, ihn allein zu lassen. Aber wir haben es gemeinsam hinbekommen.

Später hat Kai mir berichtet, dass sich aus unseren Fenstern der Kölner Dom herausgebildet hat und die Tapeten sich zu allen möglichen Bildern und Gebilden umformten.

Heutzutage wird ein Alkoholentzug durch unterstützende Medikamente völlig oder fast ungefährlich durchgeführt.

schreibe hier nicht mehr darüber, aber es war sehr einleuchtend und erleichternd.

Er hilft einem auch beim Ausfüllen aller möglichen Bescheinigungen und Schriftverkehr mit Behörden. Wahrscheinlich kennt er so ziemlich jedes Antragsformular, vielleicht mit Ausnahme des Formulars B12.4 für den kleinen Angelschein auf den Fidschi-Inseln.

Nachmittags war die vorletzte Stunde der psychosozialen Aktivgruppe mit Vorbereitung einer Aufstellung für Freitag. Es wird vom Betreffenden gesagt, worum es ihm geht, also was genau er dadurch herausfinden möchte, dann zeichnet Therapeut Horst Schwennen das Beziehungsgeflecht der Situation auf, mit Namen der Personen, Alter, Beziehung zum Fragesteller usw. und danach erfolgt dann die Aufstellung.

> *Schon das Sprechen miteinander über die derzeitige Situation, die es dann aufzustellen gilt, bringt stets sehr viele und auch neue Erkenntnisse.*

Da ich diese Aktivgruppe so spannend finde, habe ich sie gleich noch einmal gebucht und werde also am Freitag deshalb nicht meine letzte Stunde haben. Danach war wieder Aquajogging angesagt.

Abends nach dem Abendbrot hatte ich Cafeteriadienst, also nichts anderes als gelegentlich die leeren Kaffeetassen einsammeln und spülen. Nach dem Abschließen der Cafeteria gab es dann noch gehörige Gruppenaufregung, die damit begann, dass mich ein Gruppenkollege zur Seite nahm und mich bat, mit jemanden ein klares Wort zu reden.

Ich will hier nicht der Oberschiedsrichter vom Dienst sein, aber gestern Abend waren dann noch einige Gespräche angesagt, die heute ihre Fortsetzung fanden und mich nervten, obwohl wir alles zu einem guten Abschluss brachten, auch wenn ich denke, dass dieser Zustand wieder nur ein paar Tage halten wird.

Mich aber belastet es glücklicherweise nicht, da ich mir vorgenommen habe, mich von solchen Nebensächlichkeiten in meiner Therapiearbeit nicht ablenken zu lassen. Also: zur Kenntnis nehmen, aber nicht zu Herzen.

Heute morgen war es ruhig für mich, eine Stunde Ergometer, ganz angenehm mit Musik vom iPhone, danach in mein Tagebuch schreiben, Mittag essen und darauf die letzte Stunde der „Krankheitsakzeptanz".

Was haben wir Süchtigen unseren Eltern und Kindern angetan? - das war das Thema, das mich persönlich nicht so betrifft, da ich erstens keine Kinder und zweitens keinen Kontakt mehr mit meiner Familie habe, wofür ich sehr dankbar bin.

Der Kontaktabbruch war eine der wenigen Glanzleistungen meines Lebens.

Das einzige, was mich daran traurig macht, ist die Tatsache, dass ich leider nicht erleben konnte, wie meine Nichten und mein Neffe groß wurden.

Ich hätte das gerne miterlebt, sie vielleicht mal mit nach London oder Dänemark genommen. Aber der Preis dafür wäre wieder Familienanbindung gewesen, und dieser Preis war mir zu hoch. *(Ich habe später mit jemanden aus meiner Familie über Mail Kontakt gehabt. Mein Kontaktabbruch wurde in meiner Familie mal wieder anders dargestellt, als er war. Aus einer Nachricht von mir wurden Sätze weggelassen, die einiges relativierten. Nun ja, nur der Teil, der ihnen passte, wurde erwähnt. Alles andere wurde weggelassen. Es wurde sich halt - wie immer in meiner Familie - alles so zurechtgelegt, wie es am besten in das eigene Denken passt. Das wird sich nie ändern. Sie werden sich nie ändern. Aber das brauchen sie ja auch nicht.)[Seit ich ein paar Jahre später einer Zeitung ein Interview über meine Vergangenheit in einer „religiösen Sondergemeinschaft" gegeben habe, ist der Ärger darüber auch vorbei. Ich wurde dann später zu einer Fernsehtalkshow eingeladen, eine richtig große Sache, aber da war mir diese Kirche schon egal. Und manchmal sogar sympathisch. Denn ich habe einen Priester und Vorsteher einer Gemeinde kennengelernt, der so ganz anders ist, als ich sie kenne.]*

Nach einer Stunde Pause, die ich horizontal ausgerichtet verbracht habe, gab es noch eine Gruppenstunde mit einem heißen Thema, dann noch eine Gruppenstunde ohne Therapeuten wegen der Auseinandersetzungen vom Abend zuvor.

Nach dem Abendbrot war ich kurz beim Bowling, bin dann

aber lieber wieder in mein Zimmer gegangen und habe fast 50 Minuten mit Gisela telefoniert. Sie hatte mir vorher noch etwas sehr schönes gemailt. Anschließend noch ein gutes Gespräch mit zwei Gruppenkollegen und jetzt ist dieser Tag beendet.

Ich bin jetzt seit vier Wochen hier, ich bin zufrieden, es läuft, ich merke, dass ich mich verändert habe und übe mich in bestimmten Verhaltensweisen - und es läuft!

Etwas wichtiges zum Thema Sex!

Sonntag, 26. Juni

Was war seit Freitag los hier in der Ballerburg? Nun, morgens in der Kreativtherapie erst mal weiter mein Zeichnen, Haus vor Bergen, dann Musiktherapie, in der wir eigentlich erst eine fast normale Gruppenstunde machen wollten, dann aber drei Lieder einer CD eines Gruppenmitgliedes hörten, es war das Album Rockinghorse von Alannah Myles.

Darauf gab es eine Besprechung der gehörten Lieder, mit Schwerpunkt auf die Frage nach dem Auslösen von Gefühlen beim Hören der teilweise country-rockigen Songs. Es ist eine spannende Erfahrung, einmal ohne Vorbehalte völlig fremde Musik zu hören und dann darüber mit anderen zu reden.

Nach der Musiktherapie stand allgemeines großes Kippeneinsammeln in, vor und um die Klinik herum auf dem Plan, gruppenweise und planmäßig, als Einleitung zu einem neu angesetzten Wochendienst. Der Oberpsychologe kam übrigens vorbei und bedankte sich dafür, sowas hat Stil!

Nach dem Mittagessen die vorerst letzte Stunde der **psychosozialen Aktivgruppe** mit Horst Schwennen, in der auf Grundlage eines Genogrammes (jetzt weiß ich, dass die Zeichnung, in der Familienbeziehungen, wiederkehrende Konstellationen, Verhaltensmuster, beziehungsstörende psychologische Faktoren und sich innerhalb einer Familie wiederholende Verhaltensweisen dargestellt werden, so heißt) eine Aufstellung gemacht wurde. Mal wieder war ich urplötzlich in einer bestimmten Situation sehr

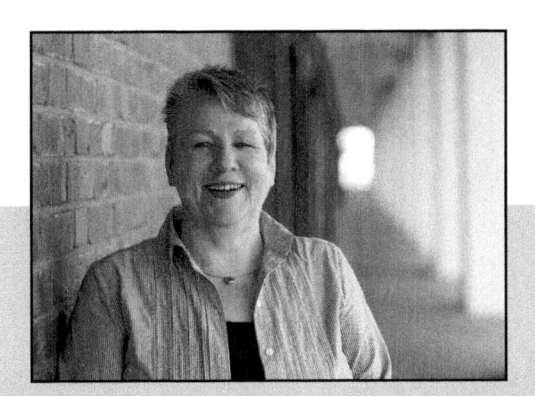

Es war keine einfache Zeit, aber es gab immer einen Weg.

Wir hatten das riesige Glück, kaum an Menschen zu geraten, die durch Halbwissen glänzten, sondern wir sind an die Richtigen, eben an Vollprofis geraten.

Aus dieser Zeit stammt auch der Hinweis:

Keine verbrannte Erde hinterlassen!

Dieser Ausspruch ist fast ein Motto geworden.

Einige Zeit nach der nächtlichen Zugfahrt aus Köln sind Kai und ich zum Hotel gefahren, dort hatten wir telefonisch um die Rechnung gebeten und angekündigt, dass wir die Sachen von Kai abholen würden. Als wir uns an der Rezeption meldeten, haben wir damit gerechnet, dass uns die persönlichen Dinge übergeben werden. Weit gefehlt.

Ich wurde gebeten, in der Lobby zu warten. Kai wurde von einer Angestellten begleitet und fand das Zimmer in dem Zustand vor, wie er es verlassen hatte.

Auch dort wussten die Menschen, was sie taten. Wir waren völlig baff, weil ja auch in der Zwischenzeit mit diesem Zimmer kein Geld verdient werden konnte.

Der Zustand war kein schöner Anblick, aber ein sehr einprägsamer.

gerührt, „es ging mir ans Herz!"

Danach die letzte Stunde Aquajogging, mit einer abschließenden kleinen Wasserschlacht, bei der die Sporttherapeutin etwas in Mitleidenschaft gezogen wurde ... diese Indikationsgruppe war sehr anstrengend und hat viel Spaß gemacht.

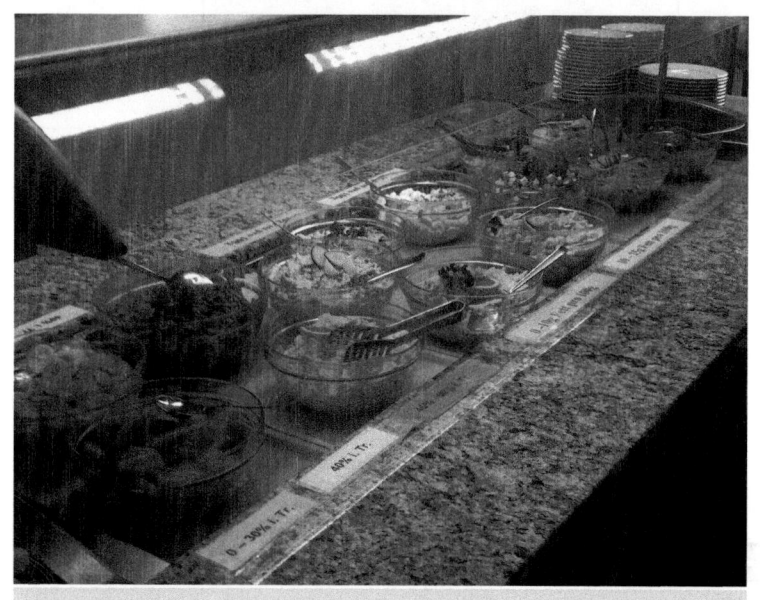

Frühstück und Abendbrot waren stets hervorragend.

Nach dem Abendbrot belohnten mein Zimmerkollege und ich uns mit einem Burgerfestival bei BurgerKing. Es schmeckte doppelt gut, weil er mich eingeladen hatte, und wahrscheinlich ist aller Sport der Woche damit zunichte gemacht.

Der Sonnabend in der Suchtklinik - ein freier, eigentlich fauler Tag. Ich habe nur ein wenig geschrieben und etwas an anderen Seiten gebastelt, einen ausgiebigen Nachmittagsschlaf gehalten (Opa muss ausruhen) und nach dem Abendessen bin ich, als ich das Läuten der Glocken hörte, in die Klinikkapelle gegangen und habe an einer katholischen Messe teilgenommen.

Das war etwas neues, sehr interessant, insgesamt waren um die 30 Schäfchen anwesend. Die Begrüßung untereinander hat fast nicht stattgefunden, das missfiel mir, aber die Messe war feierlich. Ich denke einfach, die Katholiken haben Stil.

P.S.: damit die Überschrift stimmt, hier meine Aussage zum Thema Sex in der Langzeittherapie: alle Überschriften mit dem Wort Sex locken doch mehr Besucher als sonst an ... vielleicht gibt es morgen eine Headline mit dem zweitwichtigsten Suchbegriff Handy ... oder vielleicht in Kombination? Lesen Sie morgen: neue Handys mit Sex für Youtube auf Facebook zum Preisvergleich!!

Ich habe im Roulette gewonnen!

Mittwoch, 29. Juni

Als ob ich nicht schon genug damit zu tun hätte, suchtfreies Leben zu erlernen - nein, jetzt habe ich auch noch im Roulette gewonnen. Dabei wollte ich noch nicht einmal mitspielen. Aber die Klinik St. Marienstift Dammer Berge veranstaltet jeden Morgen ein Patientenroulette und die Gewinner dürfen dann zur Urinprobe marschieren ... [Theoretisch müsste ich diesen Artikel ja mit einem Foto aus einem Kasino versehen, aber das würde einen Schlüsselreiz bedeuten für „uns" Spieler, und das lasse ich mal lieber.] Einer der glücklichen Hauptgewinner am Montag war ich, wie ich während der ersten Gruppenstunde morgens erfuhr.

In der Gruppenstunde selbst ging es um Partnerschaft und Liebe und ein sich darauf einlassen wollen. Wie immer ging es teilweise sehr kontrovers hin und her, es gab unterschiedliche Meinungen und persönliche Empfindlichkeiten - völlig normales Leben also, auch hier in der Ballerburg. [Und ja, ich nenne sie gelegentlich so, die Suchtklinik hier.]

Anschließend ging ich zur Krankenstation, Pipi machen [vom urinieren schreibe ich nicht, erst recht nicht vom pinkeln ...]. Also, jetzt mal ganz ehrlich, wenn Du als Mann vor dem Klo stehst, einen Meter schräg hinter dir die Krankenschwester „aufpassen" soll, dann fallen mir spontan 498 angenehmere Situationen ein, z.B. den Niagarafall hinunterstürzten oder vor Kannibalen im Dschungel Neuguineas davonlaufen ... aber jetzt geht's weiter - und da müsst Ihr durch, wenn Ihr das lesen wollt - also es ging nicht ... nichts passierte.

Nun denn, alles wieder verstauen und erst mal ein Glas Wasser trinken, vor den Pflegetresen setzen und warten. Minuten verstrichen, und dann habe ich der lieben Schwester Bescheid gegeben - der es wahrscheinlich genauso peinlich war wie mir.

Vorhang auf, zweiter Akt: nichts ging. Vielleicht mal den Wasserhahn aufdrehen? Ja, schon besser. Nein, irgendwie doch nicht. Nichts wollte sich seinen Weg bahnen ...

Der Vorschlag der Schwester, dass es im Sitzen vielleicht entspannter sei, wurde dankend angenommen. Auf dem Klo zu sitzen und dabei beobachtet zu werden - hatte ich schon von Peinlichkeiten geschrieben?

Den zweiten Akt brach der Hauptdarsteller ab, als er merkte, dass ihm der Text ausging. Wieder anziehen, noch etwas warten und nachdem das Publikum wieder den Saal betreten und Platz genommen hatte, begann der dritte Akt, der dann doch schneller beendet war, als gehofft. Stück zu Ende gespielt, Vorhang, Tusch, Applaus und ordentlich Schweiß auf der Stirn.

Etwas angespannt, nur ein kleeeeeeeiiiiin wenig angestrengt, musste ich erst mal eine rauchen, bevor die Musiktherapie begann, die anfangs mit mir und meinen Empfindungen bezüglich meiner „positiven" Eigenschaften [warum setzte ich das eigentlich in Klammern?] zu tun hatte, ein Einschätzen der Therapeutin und der Gruppenkollegen.

Darauf und bis zum Ende nahm sich fast jeder ein Musikinstrument, das ihm in diesem Augenblick am meisten zusagte, spielte, hämmerte, jaulte oder saß einfach nur da. Und es ist doch faszinierend, wie viel Wahres das über den Einzelnen aussagt - klingt psychomässig - is' aber so!

Nachmittags Sporttherapie, wieder mein neuer Lieblingssport Volleyball, wieder sehr witzig, allerdings nicht so chaotisch wie beim letzten mal, dafür in der prallen Sonne. Es war so warm, dass ich schon im Stillstand schwitzte. Natürlich gab es auch wieder eine kleine Auseinandersetzung wegen Kindergehabe, aber mittlerweile würde mir sonst auch etwas fehlen.

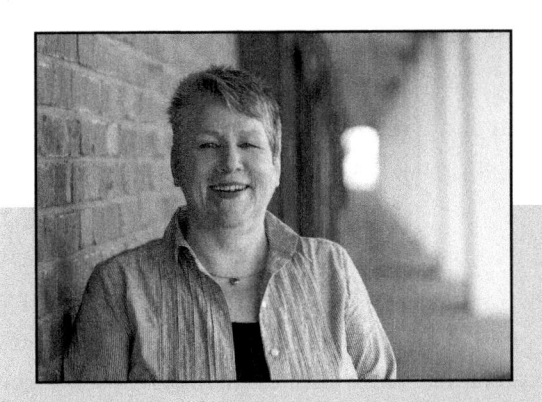

Kais Umzug von Hopsten nach Bremen

Kais Eltern hatten sein Zimmer aufgelöst, die Habseligkeiten ausgelagert, sie waren in ein paar Kartons im Keller verstaut. Leider gab es dort zwischenzeitlich auch noch einen Wasserschaden. Ein Umzug der anderen Art, weil es kaum noch etwas von den Sachen gab, an denen Kai etwas lag.

Als wir aus Hopsten wegfuhren, stand der Vater von Kai im Vorgarten und winkte uns etwas traurig hinterher, nachdem Kai einen Teil seiner Habseligkeiten in der Mülltonne entsorgt hatte.

Wöchentlicher Besuch der Selbsthilfegruppe der Guttempler

Wieder waren es die richtigen Menschen, denen wir begegnet sind. Sie haben uns sehr gut getan. Kai hat nicht nur in den ersten Stunden aufbauende und Mut machende Ratschläge und Unterstützung erfahren.

Ich war froh über die Dinge, die ich bereits gelernt hatte, und lernte natürlich bei jedem Treffen der Gruppe wieder dazu.

Politik der kleinen Schritte, Kai fiel es zu Anfang sehr schwer, sich selber auf einem Weg zu sehen - er konnte einfach nicht glauben, dass er es schaffen kann, trocken

Wie ging es Montag weiter? Blitzdusche, noch einmal Gruppenstunde mit der Bitte Horst Schwennens, in der Gruppenstunde ohne ihn am nächsten Tag ein Brainstorming zum Thema „Wie sollte die Klinik mit Rückfällen umgehen?" zu erarbeiten.

Abends bin ich in den Kreativ-Werkraum gegangen und habe ein paar Bilder gemalt, ein paar Farben und Maltechniken ausprobiert ... nichts umwerfendes, ich war nicht zufrieden, aber: wann bin ich das schon?

Heute bin ich fünf Wochen hier, ein Drittel meiner Therapie ist geschafft, es geht mir wirklich richtig gut und ich freue mich auf meinen ersten Heimaturlaub am kommenden Wochenende. Ich werde Gisela wiedersehen! Ich lerne, ich übe.

Wie sagt Horst Schwennen: **„Therapie heißt, Neues zu üben, denn das Alte hat es offensichtlich nicht gebracht!"**

Von EMMA, Saufdruck, Kommunikation und Fahrkarten

Freitag, 1. Juli

Der Dienstag begann mit einer Gruppenstunde, die ich dazu nutzte, die Gruppe zu fragen, wie ich vorgehen sollte: ein Gruppenkollege hatte mich gebeten, auch ihn mit Namen und Foto in den Suchtbericht mit aufzunehmen. Ich war mir da sehr unsicher, denn was einmal im Internet steht, bleibt dort für viele Jahre, selbst wenn die eigentliche Seite schon gelöscht worden ist.

Wenn dieser Kollege nun nach einer Weile seine Meinung ändern sollte, weil er merkt, andere können mit dieser Offenheit nicht umgehen, dann bekäme er ein ernstes Problem. Ich hörte verschiedene Meinungen und dachte schon, ich hätte mir mein Urteil gebildet, aber mein Therapeut Horst Schwennen wäre nicht Horst Schwennen, wenn er nicht auf die Idee gekommen wäre, aus dieser Frage eine Aufstellung zu machen. Anfangs war mir nicht im geringsten klar, wie das denn nun funktionieren sollte, aber ich habe hier mit Aufstellungen sehr gute Erfahrungen gemacht [und nein, es ist kein Psychoquatsch] und ließ es zu.

Am Ende einer Aufstellung fragt Horst Schwennen stets „Und? Sind Sie zu einer neuen Erkenntnis gekommen?" Das konnte ich bejahen, ich habe eine für beide Seiten hervorragende Lösung gefunden.

Die anschließende Gruppenstunde hatte ein Brainstorming zum Thema: „Wie soll die Klinik mit Rückfällen Spielsüchtiger umgehen?"

Von fast keiner Reaktion bis hin zu zwei Wochen Strafdienst reichte die Palette der Vorschläge. Manche Schulen vertreten ja auch die Auffassung, Rückfälle gehören zur Therapie, ein Gedanke, der mir nicht besonders behagt.

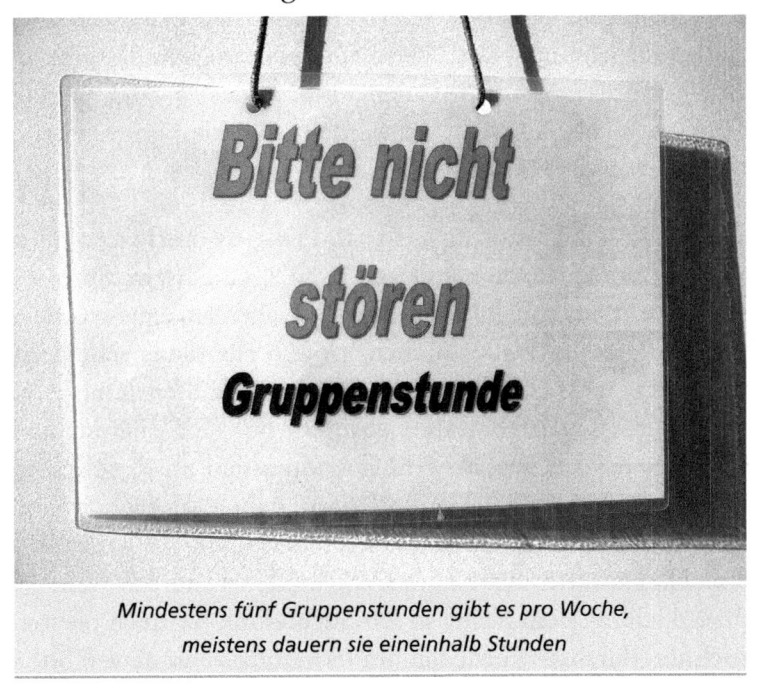

Mindestens fünf Gruppenstunden gibt es pro Woche, meistens dauern sie eineinhalb Stunden

Nachmittags die erste Stunde der Indikationsgruppe Kommunikation, während der sich die Teilnehmer im Duo nach einem 20-minütigen Interview gegenseitig vorstellten.

Auf diese Stunden freue ich mich, ich denke, Kommunikation hat viel mit Selbstsicherheit zu tun, die ich mir in einer anderen

Indikationsgruppe in dieser Woche anschauen werde. [Mein Gott, muss ich hier eigentlich so ehrlich über mich schreiben?]

Danach ein Vortrag eines Arztes über Spätfolgen des Alkoholismus, die ich alle kenne. Ich muss sagen, dass ich so eine Information zwar für ganz interessant halte, aber äußerst bezweifle, dass dieses Wissen auch nur einen Alkoholiker vor einem Rückfall bewahren könnte.

Wenn der Saufdruck da ist, ist die Angst vor körperlichen Schäden absolut und ganz und gar unerheblich - das weiß ich aus persönlicher Erfahrung.

Ich bin zwar seit fast 17 Jahren trocken, aber ich hatte vorher ja auch Rückfälle und die hatten nie mit Überlegung oder Abwägung von Tatsachen zu tun, sondern kamen immer aus meinem typisch süchtigen Verhalten - gestörte oder fast nicht vorhandene Gefühlswahrnehmung und Vermeidungsstrategien [es gibt noch mehr...] und da war ein Nachdenken über das, was ich gerade zu tun bereit war - also rückfällig zu werden - überhaupt nicht angesagt. So funktioniert die Sucht eben nicht.

Um 15.30 stand Ausgang auf dem Plan, ich durfte also bis zum Abendbrot um 17.45 die Klinik verlassen. Gemeinsam mit Norbert kaufte ich ein, aß mit ihm ein Stück Kuchen in einem Café und fuhr zum Bahnhof Neuenkirchen, wo ich allerdings sehr darüber verblüfft war, dass ich dort keine Fahrkarte kaufen konnte. Kein Schalter, nichts ... der Bahnhof ist quasi nur eine Haltestelle. Die Fahrkarte muss ich mir am Sonnabendmorgen im Zug besorgen, wenn ich endlich nach Hause fahren werde, nach fünfeinhalb Wochen das erste mal. Gisela und ich reden schon die ganze Woche von nichts anderem mehr ... die Vorfreude ist einfach riesengroß, auch weil ich mit dem bisher in der Suchtklinik für mich persönlich Erreichtem durchaus zufrieden bin [Sorry, das sind neue Töne von mir, ich weiß, aber selbst ich kann auch mal mit mir zufrieden sein ...] und daher ein gutes Gewissen habe - ich darf entspannen und die Zeit am Wochenende genießen.

Abends fuhr ich mit einigen Gruppenkollegen an den Heidesee, ca. 12 Kilometer von hier entfernt. Es ist ein ehemaliger Baggersee, aus dem Sand für die Aufschüttung des Dammes der unmittelbar an zu leben, wie zum Beispiel andere Gruppenmitglieder dies berichteten.

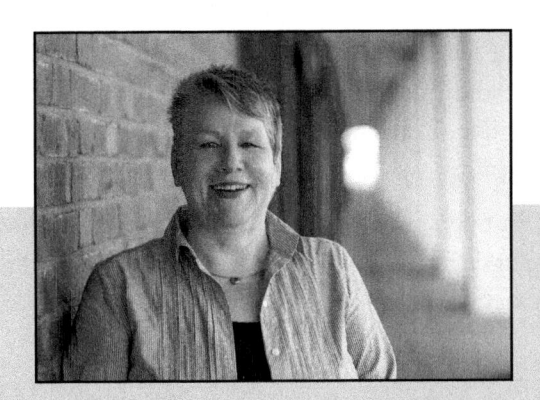

Das schien Kai in den ersten Tagen und Wochen mit entsprechenden Entzugserscheinungen, körperlichen Geschichten und einem Berg Problemen im Nacken fast unerreichbar zu sein.

Jeder Donnerstagabend gehörte unserer Selbsthilfegruppe.

Wir haben von Anfang an die Tage gezählt, die Kai trocken lebte.

Ab 1001 (Tausend und eine Nacht) haben wir dann irgendwann damit aufgehört und sind auf die Jahre gegangen.

Kai hat seit dem 15. November 1994 zuletzt Alkohol getrunken und ist mit seiner Sucht immer offensiv umgegangen.

Für mich ist es selbstverständlich, dass ich auch völlig auf Alkohol verzichte.

Im September 1996 haben wir geheiratet

Nach Höhen und Tiefen, von denen wir die Tiefen bereits am Anfang unserer Beziehung (1994) gemeistert hatten und wir uns für unseren Geschmack schon echt bewiesen hatten, habe ich nicht damit gerechnet, dass uns nochmal eine so große Katastrophe droht, die uns ganz nah an einen den See angrenzenden A1 gewonnen wurde. Er ist bis zu 15 Meter tief und ein paar Meter vom Rand entfernt konnte ich schon nicht mehr stehen, so schnell fällt er ab.

Es war ja ein sehr heißer Tag, die halbe Menschheit strömte zu diesem See. Es war ein fröhlicher, alberner Planschabend, gespickt mit lauter dummen Sprüchen, die zum großen Teil die Redaktionssitzung der Zeitschrift „EMMA" nicht überstanden hätten.

Von den paar Stunden am See waren wir alle merkwürdigerweise sehr müde, wir gingen noch kurz in die Cafeteria der Klinik und dann war der Tag beendet.

Der Mittwochsplan sah sehr wenig für mich vor, nur Ergometertraining und nachmittags die erste Stunde Selbstsicherheitstraining, in der die obligatorische gegenseitige Vorstellung in einem Interview bestand, das von jeweils zwei Mitgliedern mit dem zu interviewenden Kandidaten geführt wurde, aber auf einer Art heißem Stuhl mitten im Raum. Der Beginn hat mir gefallen.

Damit muss ich leben!

Sonnabend, 2. Juli

Liebes Team von Bwin,

herzlichen Dank für die freundliche Mail, deren Erhalt ich gerne bestätige. Ich werde Ihr überaus großzügiges Angebot nicht annehmen. Ich nehme gerade nämlich an der besten Freeroll teil, die es überhaupt gibt, sie nennt sich „Spielfrei sein und bleiben!" und der Hauptgewinn, der bei der Teilnahme für jeden garantiert ist, ist eine sehr satte Lebenszufriedenheit.

Untypisch für diese Freeroll ist zwar, dass sie mit Arbeit verbunden ist und mit vielen Tränen und äußerst unangenehmen Selbsterkenntnissen, aber diese Anstrengungen werden mehr als ausgeglichen durch eine wunderbare Ehefrau, die zu einem steht, Freunden, die sich als wahre Freunde erweisen und vor allem einem sehr guten, reinen Gewissen. Die Energie, die ich in

> *Ihre und ähnliche Angebote und das damit verbundene Lügen und Aufrechterhalten einer Scheinwelt investiert habe, besitze ich heute immer noch, setze sie aber für etwas vernünftiges ein, das mir eine außerordentlich hohe Rendite bringt: ein glückliches, selbstbewusstes und zufriedenes Leben.*
>
> *Mit freundlichen Grüßen, Ihr ehemaliger Kai Sender.*

„Ach, haben Sie doch noch ein Problem gefunden?"

Montag, 4. Juli

Und nun, liebe Freunde der Sucht, komme ich zum Donnerstag, der mit Ergometertraining begann. Danach ging ich in die zweite Stunde **Kommunikationstraining.**

Überrascht war ich von der Nachricht, dass Kommunikation zu nur 7 % verbal und die restlichen 93 % non-verbal (also Verständigung ohne Worte) stattfindet. Damit hatte ich nicht gerechnet.

Non-Verbal findet Kommunikation über Gestik, Mimik, Augenkontakt und so weiter statt. Ein Beispiel ist die Situation in einem Wartezimmer, in dem jemand sitzt, der nicht mit einem redet und dadurch doch etwas ganz klar aussagt, nämlich „Ich will nicht mir Dir in Kontakt treten."

Anschließend hatte ich ein Einzelgespräch bei Horst Schwennen, der mir, als ich ihm von der eben erlebten Stunde Kommunikationstraining erzählte, gleich zwei Bücher mitgab.

Ich bekam von ihm wieder einmal das Gefühl vermittelt, nicht alles so angestrengt zu sehen, sondern einfach mal zu realisieren, dass es momentan gut läuft, ich mich gut eingefunden habe und dabei bin, meine Ziele zu erreichen.

Er sagte mir wörtlich, ich solle das doch jetzt einfach mal genießen, morgen könne ja alles anders sein, aber im Moment sei es doch einfach in Ordnung. **Er fragte mich, ob ich ein schlechtes Gewissen bekäme, wenn es einfach mal gut liefe.** Darüber haben wir beide noch etwas geredet. Als ich dann einen weiteren Punkt ansprach, sagte er mit einem Lachen „Ach, haben Sie doch noch ein Problem gefunden?" Na ja, da war mir dann alles klar.

In der anschließenden Gruppenstunde sollte eigentlich ein weiteres Leben eines Gruppenmitgliedes (Ich nenne ihn mal David) vorgestellt werden, doch hatten wir ein anderes persönliches Thema, das Vorrang bekam. Ich hatte ihm zwar am Abend vorher noch beim Aufschreiben geholfen, aber der Start musste auf später verschoben werden.

Am Abend schrieb ich wieder etwas, ich war allein auf meinem Zimmer, Norbert hatte REHA-Tag bis einschließlich Sonntag.

REHA-Tage erhält man für wichtige Termine, die innerhalb der Klinik nicht wahrgenommen werden können. Dazu zählt übrigens auch das Sommerfest meiner Selbsthilfegruppe GGG, das ich am Freitag zusammen mit Gisela besuchen werde.

> *Der Anbindung an eine Selbsthilfegruppe wird hier sehr großer Wert beigemessen. Das ist auch gut so. Hätte ich durchgehend eine Gruppe besucht, hätte ich keine Suchtverlagerung von Alkohol auf Glücksspiel hingelegt.*

Der Freitag brachte morgens wie gewohnt Kreativtherapie - ich malte weiterhin und probierte verschiedene Techniken aus - und anschließend Musiktherapie, die sich zur anstrengendsten und überaus lohnenden Gruppenstunde in den bisherigen fünf Wochen entwickeln sollte.

Hauptpersonen: David (er wird sich hier noch vorstellen) und ich. Den ganzen Verlauf der Stunde aufzuschreiben - das kriege ich nicht hin, es war schon ziemlich anstrengend und nervenaufreibend. Jedenfalls entwickelte sich im Laufe der Stunde ein handfester Streit zwischen David und mir. Wir bölkten uns an, wir schrien und ich beleidigte ihn. Es ist nicht rühmlich, aber ich sage es trotzdem: Ich wusste, wie ich ihn treffen konnte, wo sein wunder Punkt ist, und ich schoss einen Pfeil ab, der genau traf. Ich wollte ihn verletzen.

Nach einer Weile, in der ich ruhig war, aber es weiterhin hoch her ging (ich bin hier ja nun nicht der alleinige Unterhalter), wurde mir

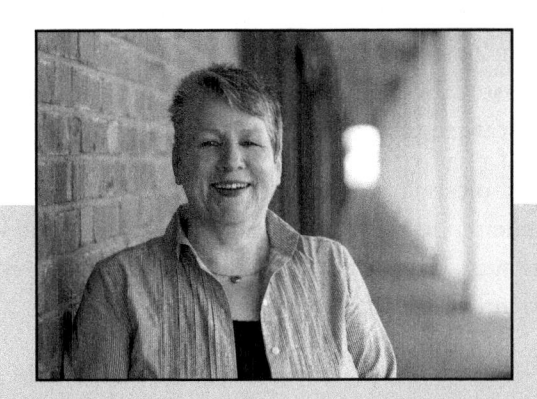

Abgrund bringen würde .

Ich habe gelernt, was es bedeutet, sich co-abhängig zu verhalten, und war mir sicher, wenn ich gefordert bin, werde ich entsprechend reagieren. Kai ging offensiv mit dem Thema um. Es war ein Teil von ihm und ein Teil unserer gemeinsamen Geschichte.

Kai hatte einen Job in einem Lebensmittelgroßhandel bekommen. Alles in unserem Leben ging in einer schönen sanften Kurve nach oben.

Manchmal haben wir am Freitagabend das Telefon abgestellt, haben uns mit Büchern, Zeitschriften und Filmen versorgt und sind erst am Montag früh wieder zu erreichen gewesen.

Wir haben uns gefreut wie die kleinen Kinder, wenn wir Zeit für uns alleine hatten.

Unsere Freizeit haben wir immer sehr geschützt genossen. Urlaub haben wir zum Erholen in Dänemark verbracht und um Kultur zu tanken und die Welt zu erkunden, Reisen in Metropolen unternommen.

Nach ein paar Jahren war Kais Firma dabei, in einem Ort hinter Oldenburg ein Hochregallager zu bauen und wir hatten beschlossen, dass Kai eine Selbständigkeit, die er mit immer klarer, dass ich übers Ziel hinausgeschossen war und dann gab ich mir einen Ruck (oder auch fünf), ging quer durch den Raum zu ihm, streckte ihm die Hand hin und entschuldigte mich.

David wollte die Entschuldigung erst nicht annehmen, tat es nach meinen guten Zureden dann aber doch und - die Luft war geklärt, Gewitterfront abgezogen, Regenschirme konnten wieder zusammen geklappt werden.

Im Anschluss an diese Stunde haben wir als Gruppe noch lange ruhig - also sachlich und fachlich - darüber geredet, was eben eigentlich passiert war. Es war ein wichtiges Erlebnis für uns alle. Und ich fand es richtig gut und befriedigend.

Nachmittag die zweite Stunde Selbstsicherheitstraining mit Besprechung verschiedenster Situationen und Einteilung der jeweiligen Reaktionen in Aggressiv, Unsicher usw. Abends gab ein Patient als Abschiedsgeschenk für unsere Gruppe Bowlen aus, es war ein sehr angenehmer Abend mit durchgehend guter Atmosphäre. Leute, ich komme hier allmählich in Stress mit dem Suchtbericht: das Wochenende fehlt noch und die Mitpatienten stehen schon Schlange und wollen interviewt werden.

Unsere junge spielsüchtige Freundin

Mittwoch, 6. Juli

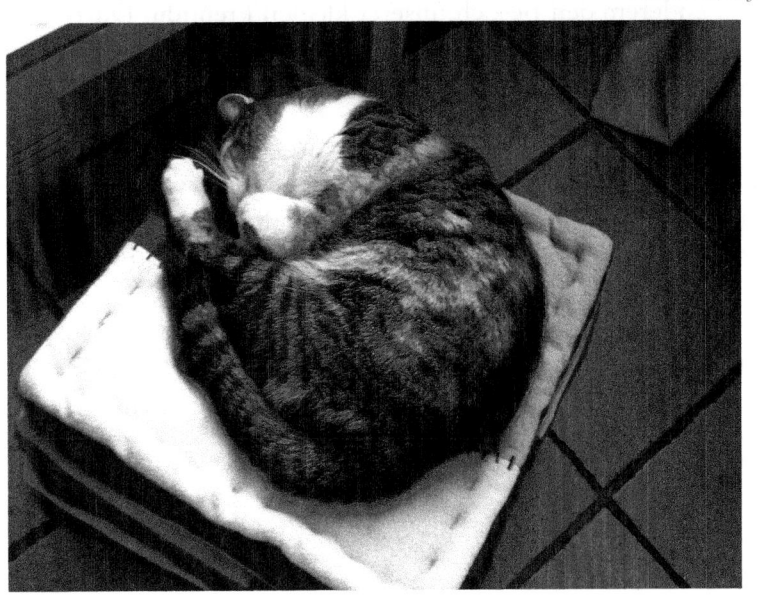

Nach fünfeinhalb Wochen war er da, der Morgen der ersten Heimfahrt. Zurück also ins häusliche Umfeld und das bisher Gelernte ausprobieren [ich muss das hier so schreiben, einige Therapeuten lesen mit ... es ging mir also nicht darum, dass ich einfach nur die Zeit genießen wollte, nein, nein, natürlich nicht.]

Gepäck hatte ich fast keines, nur den Laptop, um daheim eine Software aufzuspielen. David, mein Lieblingsstreithahn, brachte mich zum Bahnhof, der hier in Neuenkirchen nur eine Haltestelle ist, und um 8 Uhr fuhr der Zug ab, wenn ich denn von Zug sprechen mag, denn es war eigentlich nur eine bessere Straßenbahn, die in blitzschnellen 2 1/2 Stunden nach Bremen schneckte. Zwischenzeitlich hatte ich überlegt, auszusteigen und anzuschieben, aber ich will ja entspannter und gelassener sein, also hörte ich lieber Musik im iPhone und las ein wenig.

Gisela holte mich in Bremen-Vegesack ab und wir fuhren ins beste Einfamilienhaus Bremen-Nords. In den fünf Wochen hatten sich ein paar Dinge Zuhause verändert, die ich erst mal in Augenschein nahm.

Dann startete das Therapieprogramm Wochenendgenießen, das unter anderem den Besuch unserer kleinen Freundin Duffy vorsah, die mich begrüßen kam und einige Zeit unsere Aufmerksamkeit durch lautes Miauen forderte, worauf sie dann selig in unserem Wohnzimmer einschlief.

Ich darf allerdings nicht verschweigen, dass die Kleine eindeutig ein Spielproblem hat. Vielleicht müssen wir mal eine Gruppenstunde abhalten. [Horst Schwennen wird da, glaube ich, nicht mitmachen]

Mein Freund Helgo kam nachmittags vorbei, schnackte lange mit uns und half uns bei einer Handwerkertätigkeit.

Am Sonntag fuhren Gisela und ich nach Bremerhaven, gingen bummeln, shoppen, essen und genossen die gemeinsame Zeit. Nachmittags besuchten uns meine Schwägerin und mein Schwager, Rossi und Peter, wir aßen gemeinsam zu Abend und dann war es schon wieder Zeit für die Fahrt zurück zum St. Marienstift Dammer Berge in Neuenkirchen.

> *Habe ich schon etwas zu meiner Dankbarkeit den Beiden gegenüber gesagt? Es gibt Menschen, die halten einfach zu einem, egal wie bescheuert man sich auch verhalten hat. Die machen sich auch schlau über das Thema, reden mit einem darüber offen und ehrlich und ersparen sich und einem hohle Phrasen. Welche Wohltat!*

Die Stimmung war zwar etwas geknickt, aber weil wir beide wissen, dass es momentan so das Beste ist, versuchten wir, die erneute Trennung positiv zu sehen. Es gab noch den für uns inzwischen obligatorischen Stop in der Autobahnraststätte Dammer Berge und dann kamen wir an.

Wieder in die Klinik zu gehen nach zwei so hinreißend schönen Tagen war anstrengend, aber anders geht es eben nicht, denn ich will ja etwas erreichen. Es gab viele gute, lange Gespräche am Wochenende, ich habe ganz besonders zwei Sätze von Gisela im Kopf, die mir Denkstoff liefern.

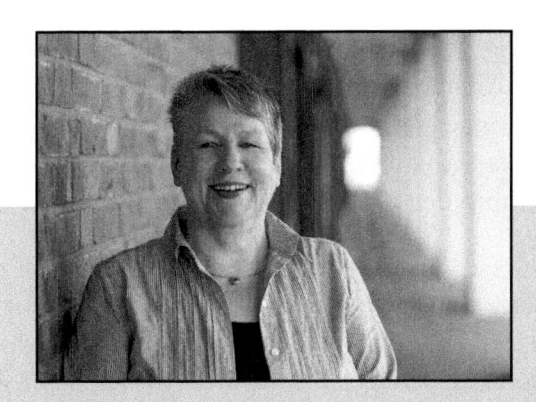

Internetdienstleistungen schon teilweise angeschoben hatte, als Fulltimejob anstrebt.

Finanziell war alles im Lot.

2002

gab es schon einmal eine Situation in der Kai eine Menge Geld verspielt hat.

Bei mir gab es kein Misstrauen, wieso sollte es auch, es lief ja alles.

Kai berichtete, dass er einen Gutschein eines Casinos bekommen hat und das die Verlockung einfach zu groß war, mehr aus diesem Guthaben zu machen. Das fand alles im Internet und online statt.

In der Zeit waren wir gerade dabei, uns in Bremen-Nord unser Haus umzubauen. Geld floss also sowieso, aber eigentlich war das für Handwerker und Material eingeplant und nicht für die Spielbank.

Kai war derjenige, der mit unserer Ansprechpartnerin der Bank die Dinge in die Wege leitete.

Chaos

Einen Abend vor unserem Umzug aus der Neustadt nach Bremen-Nord saßen wir am Tisch und Kai gestand mir, was

Ripley, die Aliens und die Mutter von Kempowski

Sonnabend, 9. Juli

Der Montag fing wie gewohnt mit einer Gruppenstunde an, Rückschau auf das Wochenende, Bericht eines Gruppenmitgliedes über sein Angehörigengespräch und noch andere Themen, anschließend fiel die Musiktherapie aus und so war erst um 14.30 Uhr die Sporttherapie der nächste Termin, der im Schwimmbad abgehalten wurde.

Wasserball, Rangeleien, einen auf die Nase: das volle Programm mit einer nervengestählten Sporttherapeutin (kennt jemand Lt. Ellen Ripley? Die hatte weniger Stress, glaubt's mir! Hier gibt es nämlich nicht nur ein Alien), die dabei aber stets freundlich bleibt.

Anschließend wieder Gruppenstunde, diesmal ohne Co-Therapeuten und nur mit Horst Schwennen alleine, der zwar nicht der begnadete Witzeerzähler vor dem Herrn ist, aber ganz gerne mal mit den Worten anfängt „Hallo erst mal, ich weiß gar nicht, ob Sie's wussten ... „

Es gibt selten jemanden, der so gnadenlos eine scheinbar harmlos dahingeworfene Bemerkung nachbohrend auseinanderpflücken kann. Abends waren wir bowlen, die Gruppe kam mir etwas aufgestachelt vor, und der Spaß war nicht der allergrößte.

Danach hatte ich im Zimmer noch ein sehr langes Gespräch mit Norbert. Sowas hilft, mit dem Tag ins Reine zu kommen. Der Dienstag brachte zweimal Gruppenstunde hintereinander, erst die Vorstellung des Lebensbildes von David, dann die Gruppenstunde ohne Therapeuten.

Es ging um ein Rückzugsproblem eines Gruppenmitgliedes. Anschließend gab es handfesten Streit, laut, heftig, überflüssig. Nachmittags die dritte Stunde Kommunikationstraining mit Vorstellung des Modells vom aktiven Zuhören - darunter versteht man die gefühlsbetonte Reaktion eines Gesprächspartners auf die Botschaft eines Sprechers.

Carl Rogers hat das aktive Zuhören erstmals als Werkzeug für die Gesprächspsychotherapie beschrieben. Beachtet werden dabei die emotionale Ebene und die nonverbalen Zeichen.

> *Besonders beeindruckt war ich von der Tatsache, dass das aktive Zuhören die unbedingte Anerkennung des Sprechers als Grundlage hat. Der Sprecher muss also nicht in irgendeinem Sinne „funktionieren", sondern man nimmt ihn wohlwollend an. Dazu gehört das ungestörte sich-zuwenden und der Verzicht auf eigene Meinungsäußerungen. (Oder so ...)*

Anschließend besuche ich mit einem Gruppenkollegen erstmals den Hobbykeller. Wir beide bastelten ein wenig und dann war der Dienstag auch schon gelaufen, denn ab 15.30 stand Feierabend und Ausgang auf dem Terminplan.

So, Leute, ein Teil der Verwaltung der Klinik liest auch mit, wie ich heute erfahren habe: also Herzlich Willkommen!

Am Wochenende bin ich Zuhause (Gott sei Dank, der Herr sei gelobt, gepriesen und gepfiffen, wie die Mutter des begnadeten Walter Kempowski gesagt hätte ... nach DER Woche!).

elaborierter Code, Ritter und Level 42

Montag, 11. Juli

Ich habe viel nachzuholen, deshalb gleich ans Werk mit dem letzten Mittwoch: Morgens nur Quälerei auf dem Ergometer, dabei aber ein nettes Gespräch mit der Therapeutin, danach ein wenig Tagebuch schreiben und nach dem Mittag die sehr gute Indikationsgruppe **Selbstsicherheitstraining** bei dem stets im elaborierten Code sprechenden Herrn Bietendorf. [Dessen Namen ich hier erwähnen darf. Er hält übrigens die Begrüßungsformel „Wohlsein!" für Patienten einer Suchtklinik für nicht gerade angemessen, was anfangs merkwürdigerweise als Aufforderung verstanden wurde, sie dann extra zu verwenden. Daraufhin gestattete er ihren Gebrauch exakt dreimal pro Stunde. Mittlerweile wird es gar nicht mehr gesagt.]

Eine Aufgabe war, sich eine herausfordernde Situation vorzustellen (z.B. ein Bewerbungsgespräch) und dann einmal zu betrachten, wie diese Situation für einen selbstsicheren und einen selbstunsicheren (heißt das so?) Menschen in Bezug auf Selbstverbalisation („Ich erhalte den Job ja sowieso nicht" gegen „Endlich kann ich mich beweisen"), Gefühle und daraus resultierendes Verhalten verläuft.

Oder kurz gesagt: einmal positiv, einmal negativ.

Für mich beeindruckend war, wie die Selbstverbalisation sich auf das nachfolgende auswirkt. So etwas ähnliches hatte Walter Maronde ja schon zu mir gesagt.

Im Verlauf der anschließenden Vorstellung der jeweiligen Beispiele trug ein Gruppenmitglied seine Gedanken zu einem möglichen Gespräch mit einem sehr nahen Verwandten vor. Das bewegte ihn so sehr und nahm ihn so sehr mit, dass er die Gruppenstunde verließ. Und da haben wir's wieder: **Therapie bedeutet Schwerstarbeit, wenn man sie ernst nimmt.**

Als Hausaufgabe [ja, die gibbets hier auch] erhielten wir einen Bogen mit 16 zu bewertenden Situationen, die wir auf einer Schwierigkeitsskala einordnen sollten.

Der Mittwoch war damit beendet, abends lag ich wie immer noch auf dem Bett und las. Ich telefonierte mindestens dreimal mit Gisela, und das war mindestens dreimal zu wenig, außerdem litt ich unter einer kurzzeitigen Ballerburgbewohnerreizbarkeit, was mich das Ende der Woche umso mehr herbeisehnen ließ.

Donnerstag war wieder erst vom Ergometer bestimmt. In meinem Größenwahn hatte ich ein zu schweres Programm mit auch noch einem zu hohen Level eingestellt. Aber das habe ich durchgestanden. [Ich bin ja schon groß!]

Nachmittags in der Indikationsgruppe **Kommunikation** übte ich mit meinem Gruppenkollegen Sven (ich nenne ihn mal so) das aktive Zuhören. Ich hätte nicht gedacht, dass dies so schwer sein könnte. Glücklicherweise konnten wir den Therapeuten bitten, unser er gemacht hat. Er konnte mir auch nicht benennen, wie groß der Schaden war.

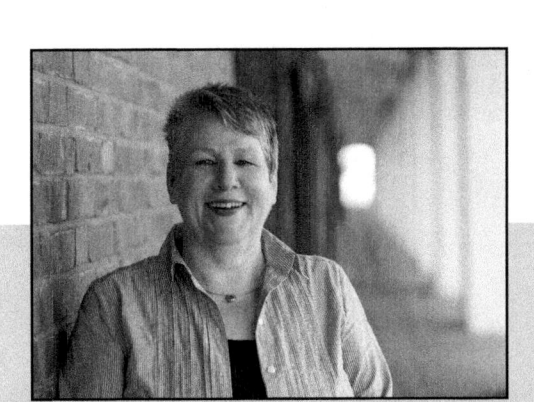

Schlaflose Nächte, die Befürchtung gerade eingezogen zu sein und eventuell schon bald wieder raus zu müssen ...

Wir haben damals gerade noch die Kurve bekommen, unter anderem weil Kai von meinem Chef die Chance bekommen hat, sich mit seinen Fähigkeiten auf freiberuflicher Basis in das Unternehmen einzubringen.

Wir kamen wieder auf die Beine!

Unsere Pläne, was die Ausstattung im Haus betrifft, sind natürlich in einem völlig anderen Tempo verwirklicht worden, zum Teil sind sie heute noch nicht umgesetzt.

Kennt jemand die diversen Situationen, wenn im Briefkasten „Furchtbarkeitspost" lauert, die wieder die nächste Enttäuschung, finanzielle Lücke und aufgeflogene Lüge bringt?

Damals habe ich nicht darüber gesprochen, wir haben nur ganz wenigen anvertraut, was los war. Es gab auch nicht diesen Realitätsverlust bei Kai.

Ich war zwar enttäuscht von Kai, habe aber trotzdem gedacht, dass kann ja mal passieren.

Üben zu begleiten. Er griff dann auch öfters ein. Das Thema, das ich gewählt hatte, war die Beerdigung meines Vaters, die Tage davor, mein Besuch mit Gisela bei ihm im Krankenhaus - anschließend erzählte mir Sven von einem ähnlich aufwühlenden Ereignis. Es war sogar so aufwühlend, dass ich irgendwann zum Therapeuten sah und sagte „Stop! Ich muss hier abbrechen, sonst fange ich gleich an zu flennen!"

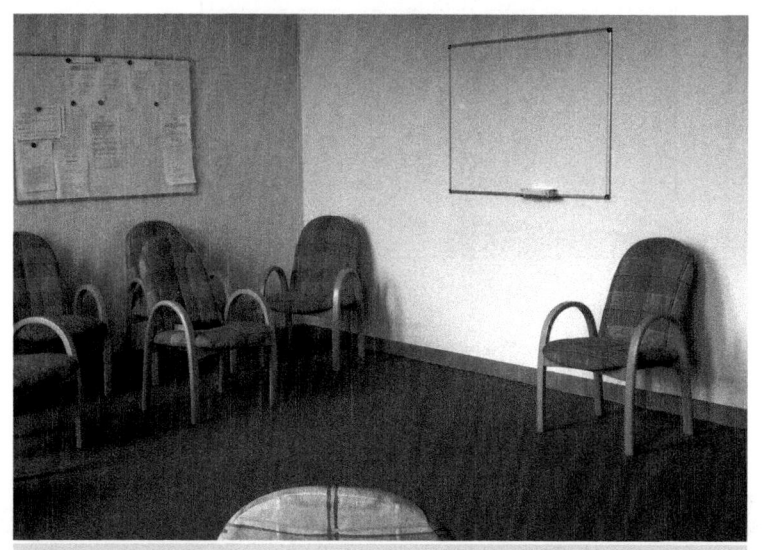

Einer der typischen Gruppenräume. Hier fand die Indikationsgruppe von Horst Schwennen statt, die ich gleich noch einmal gebucht hatte.

Leider war dann auch schon die Stunde zu Ende. Die Stunden sind hier sowieso viel zu kurz. Anschließend brach ich den Rekord im Neuenkirchener Blitzrauchen und raste daraufhin die Treppen nach oben in das Büro Horst Schwennens zum Einzelgespräch. Das Thema war ... also Leute, ich bin hier ja wirklich offen und ehrlich, aber dieses mal sag ich's nicht. Nur soviel: Es half und brachte mir viele neue Ideen.

In der nachfolgenden Gruppenstunde mit Horst Schwennen und Walter Maronde sollte eigentlich der letzte Teil des Lebensbildes von David fortgesetzt werden, doch aktuelle Streitigkeiten gaben den Inhalt.

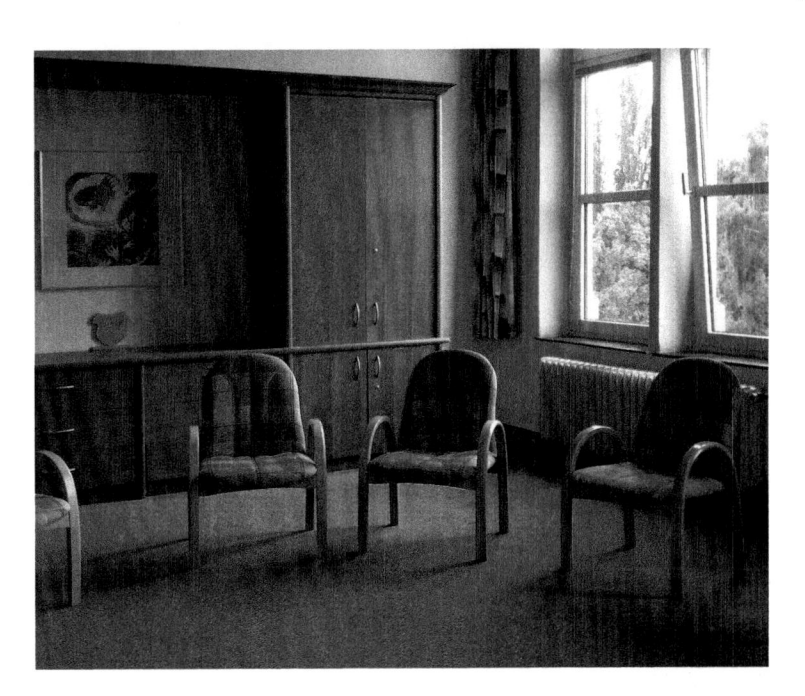

Im Verlauf der Stunde erklärten die beiden Therapeuten unter anderem folgendes: **so mancher Patient sei wie eine Burg**. Man könne ihn nur erreichen, wenn er die Zugbrücke heruntergelassen habe. Tue er dies, sei es relativ leicht, zu ihm zu kommen und ihn mit Neuem zu versorgen.

Manchmal allerdings sei ein Patient so ängstlich, dass er bei geringsten Anzeichen von Gefahr die Zugbrücke schnell - sehr schnell, zu schnell - wieder hochziehe. Und das manchmal schon, sobald sich ein Besucher nur nähern würde, ohne dass bekannt sei, ob dieser Besucher Gutes im Schilde führe (man beachte meine gelungene Metapher!). Und selbst wenn, vielleicht nach langem guten Zureden, die Zugbrücke endlich wieder heruntergelassen sei, stünde der Bewohner der Burg wie ein Ritter im Burghof, bewaffnet bis an die Zähne und s e h r leicht reizbar.

Und woher kommt das? Offensichtlich wurde in der Vergangenheit einmal die Erfahrung gemacht, dass bei heruntergelassener Zugbrücke etwas ganz Schreckliches passiert ist. Und um das niemals wieder geschehen zu lassen, verzichtet der Bewohner der Burg in Zukunft lieber auf jeglichen Besuch.

Da wir gerade bei Besuch sind (ein gelungener Übergang, wenn ich einmal dezent darauf hinweisen darf): Der Donnerstag war damit gelaufen und ich konnte mich schon auf den Besuch Zuhause freuen, denn am Freitag hatte ich endlich REHA-Tag und wurde morgens von Gisela abgeholt. Am Abend vorher hatte ich noch lange mit Norbert gesprochen und etwas geschrieben. Gisela und ich frühstückten in der Autobahnraststätte Dammer Berge und fuhren dann gemütlich nach Hause. Dort machte ich unter anderem die Buchführung für die letzten Monate und am frühen Nachmittag fuhren wir zu Thomas und seiner Frau, damit wir vor dem Grillfest meiner Selbsthilfegruppe noch schnacken konnten.

Es gab vieles, was wir zu viert erörterten, und nichts davon war seichter Natur. Das Grillfest abends brachte das lang ersehnte Wiedersehen mit meinen Gruppenkollegen, auch lernte ich ihre Partner/innen kennen. Und obwohl so ein Parzellenbesuch eigentlich nicht unser Ding ist, haben wir uns bei sehr guten Gesprächen richtig wohl gefühlt. Natürlich sollte ich einiges von der Therapie hier im St. Marienstift erzählen und ich merkte, dass dies auf aufrichtiges Interesse stieß.

P.S.: Level 42 haben ihren Namen übrigens vom Anhalter durch die Galaxis abgeleitet.

Weser-Kurier, Weserpark, aktiv Kuchen essen

Mittwoch, 13. Juli

Der Sonnabend begann mit einem gewaltig langen Ausschlafen, einem gemütlichen Frühstück mit dem guten, alten Weser-Kurier und dann haben Gisela und ich alle Arbeit und guten Vorsätze fallen gelassen und sind erst mal in das Einkaufszentrum Weser-Park gefahren, um zu shoppen, zu bummeln und dann ins Kino zu gehen.

Nach dem Film gingen wir essen und abends waren wir erst spät zu Hause. Es war herrlich, mit Gisela mal wieder im Kino zu sein, eine Zeit lang haben wir das einmal pro Woche gemacht.

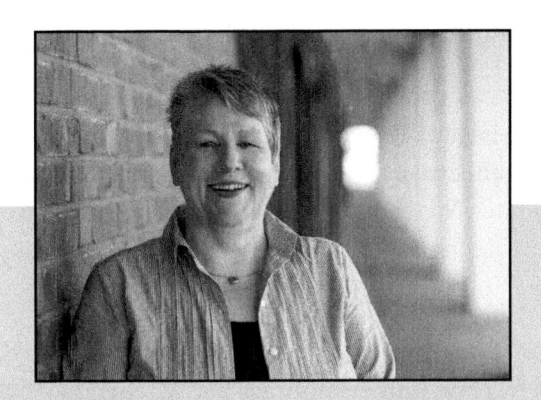

Acht Jahre später

Kurzbeschreibung von uns ..2010

Kai und ich wohnen inzwischen am Rande Bremens in dem Haus, in dem mein Vater aufgewachsen war und meine Schwester zur Welt kam und arbeiten im Bremer Centrum, Kai als Freiberufler (mit eigener Firma) im gleichen Gebäude/Unternehmen, in dem ich angestellt bin.

Wir haben keine Kinder, unsere Familie ist recht klein, zu der Familie von Kai gibt es keinen Kontakt mehr. Wenn wir Familienfeiern haben, sind wir fünf Personen.

Unser Freundeskreis ist durchaus überschaubar.

Es gibt seit einiger Zeit eine Runde, in der wir gepokert haben. Zwei junge Familien mit Kindern, wir haben abwechselnd etwas gekocht und wenn später am Abend die Kinder schliefen, wurde gespielt.

Eine angenehme Runde, tolle Leute, Abende mit viel Spaß, ohne Alkohol, wir fühlten uns sehr wohl in der Runde.

Ich fand nichts komisches daran zu pokern! So wie andere Menschen Skat, Doppelkopf oder so etwas spielen, dachte ich - pokern wir halt. Ich selber spiele sowieso gerne, fast alle Gesellschaftsspiele.

Der Sonntag war auch ein Trödeltag, viele Gespräche und abends dann wieder ein Loslassen-Müssen. Die Vorfreude auf das kommende Wochenende hat uns getröstet ... na ja, jedenfalls haben wir uns das eingeredet, denn wir waren schon sehr sehr traurig.

Das Ankommen hier in der Ballerburg [es gibt Tage, da muss ich sie so nennen. Martin Bietendorf wird das gar nicht gefallen ...] war trotz allem angenehm, es war ruhig hier, wahrscheinlich ist der Lagerkoller der letzten Woche erst einmal auf Eis gelegt - wenn ich wüsste, wo dieser Eisschrank ist, würde ich ihn mit einer Eisenkette umschlingen.

Die Woche fing wieder mit einer Gruppenstunde an, von 8.00 bis 9.30 Uhr. Thema war wie immer montags ein Wochenendrückblick, in dem ich einiges über die Gespräche zwischen Gisela und mir erzählte. **Man wird hier in den Gruppenstunden nicht gezwungen, etwas preiszugeben,** der Therapeut überlässt es jedem Einzelnen, ob er etwas ins Gespräch bringen möchte oder nicht.

Zwei nicht alkoholsüchtige Gruppenmitglieder sagten, dass sie am Wochenende Alkohol getrunken hätten - sie haben sich nicht betrunken - und erhielten daraufhin eine Abmahnung, die berühmte Gelbe Karte, da sie sich nicht an die Regeln gehalten hatten, die in der Therapievereinbarung unterschrieben wurden.

Die sich daran anschließende Musiktherapie begann mit der Vorstellung dreier Musikstücke, die Norbert ausgesucht hatte. Daraufhin wurde von der Therapeutin angeregt, wer wolle, der solle sich jetzt ein Musikinstrument aussuchen und sich trauen, sein Gefühl zu vermitteln.

Mein Lieblingsstreithahn tat dies, anschließend antwortete jedes Gruppenmitglied mit einem Instrument oder einem Musikstück. Darüber sprachen wir später.

Es war eine ruhige Stunde, ein bewusstes Eingehen auf das vorher Vorgetragene, ein Aufnehmen der Stimmung, wie sie eher selten vorkommt. Eben: wir können auch anders!

Nach dem Mittagessen ging ich mit Norbert zu einem Gespräch mit der Klinikleiterin, es ging um etwas äußerst banales, dass sich hier im Laufe der Zeit nicht nur zu einem Elefanten, sondern eher zu einem Mammut, nein, einem Dinosauriermammut entwickelt hat.

Schuld daran haben auch verkrustete Strukturen und die ungeschriebenen Regeln einer Organisation. Manche wichtigen Interna findet man halt nicht auf einem Organigramm. Wir fanden mit unserer Bitte keine Zustimmung, da sind andere ausschlaggebend, obwohl ihre Position das eigentlich nicht vorsieht. Aber das war schon immer so, das wäre ja was ganz neues, wo kommen wir denn da hin, wenn ...

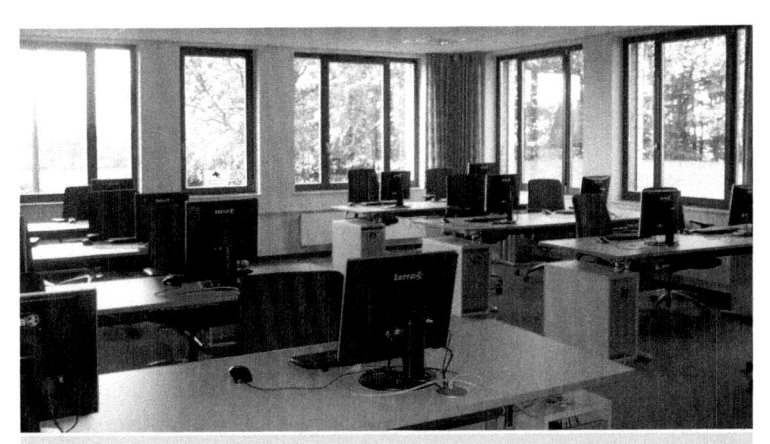

In dem Computerraum des Marienstiftes bin ich sage und schreibe zweimal gewesen.

Sport: Mein Lieblingsstreithahn hat sich dramatisch verletzt, beinahe hätte ich den Rettungshubschrauber geholt. :-) [und nein, ich bin mir nicht sicher, ob ich Blut gespendet hätte ...][und wenn man weiß, dass ich in der Liste der größten Fußballfans nicht unbedingt unter den ersten 4.568 Namen zu finden bin, sondern eher im unteren Teil und eigentlich überhaupt nicht, ist mein eines Tor schon sehr beeindruckend.]

Die daran und an die Blitzdusche anschließende Gruppenstunde brachte den Beginn der Vorstellung des Lebensbildes Norberts (dreimal hintereinander Genetiv, das muss man erst mal hinkriegen).

Den Inhalt kannte ich natürlich durch die vielen Gespräche, die ich mit ihm geführt habe, aber ich fand es trotzdem sehr spannend und er hat durch seinen Eifer beeindruckt. Überall im Gruppenraum hatte er Poster und Blätter aufgehängt mit Zitaten und Fotos und so weiter. Natürlich reichte die Zeit nicht.

Abends bekamen wir zwar einen Termin fürs Bowlen, aber ich hatte keine Lust mitzumachen, ich musste ja schreiben und lesen. Der Dienstagvormittag sieht stets zweimal Gruppenstunde vor, von 8.00 Uhr mit Pause bis 11.30 Uhr, meistens empfinde ich die Zeit aber als zu kurz.

Wenn man erst mal im Thema ist, vergeht sie wie im Flug. Die Vorstellung des Lebensbildes ging weiter, es gab natürlich Schlussapplaus und ich war ganz stolz auf meinen Kleinen!

Ein Gruppenmitglied hatte am Sonntag Geburtstag und gab deshalb in der anschließenden Gruppenstunde in der Cafeteria lecker Bienenstich aus, zusammen mit Horst Schwennen und Walter Maronde haben wir uns ganz witzig unterhalten. Es hat einfach Spaß gemacht.

Wer in seiner Therapiezeit hier Geburtstag hat, erhält von der Klinik ein kleines Geschenk, einen Kugelschreiber, und natürlich hat meine Gruppe ihm auch ein paar Dinge geschenkt - wir sind zwar ein ziemlicher Chaotenhaufen, wir sind zwar extrem anstrengend und verbrauchen alleine durch unseren Geräuschpegel bei manchen Mitpatienten ziemlich viele Kalorien pro Tag, aber wir sind liebenswert, das muss ich mal ganz deutlich sagen!

Nach dem Mittagessen ging ich zur Indikationsgruppe Kommunikation bei **Norbert König**, psychologischer Psychotherapeut. Wir behandelten weiterhin das Thema aktives Zuhören und er machte es der Gruppe noch einmal vor, wobei ich mich als Erzähler zur Verfügung stellte.

Wieder erzählte ich von der **Beerdigung meines Vaters** und was soll ich sagen: es war phänomenal. Ich habe nach einer Weile abgebrochen, weil es insgesamt nur zehn Minuten dauern sollte, aber ich hätte stundenlang weiterreden können, so sehr hat mich

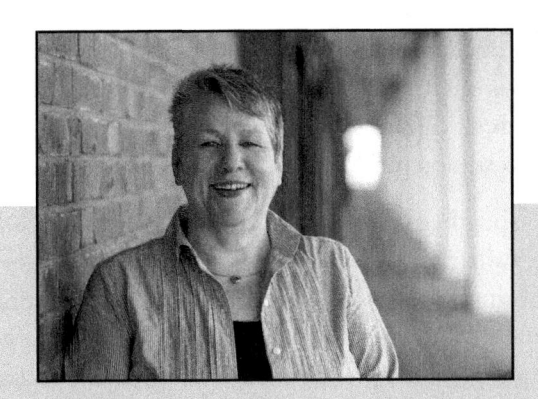

Auch, dass Kai sich ein Buch nach dem anderen über die Strategien und „Größen" der Pokerwelt kaufte, machte mich nicht stutzig, weil er sich immer, wenn ihn etwas interessierte, zu dem Thema schlau gemacht hat.

Erst nachdem ich Kai am 11. Dezember 2010 in die Klinik gebracht hatte (Einweisung in die Psychiatrie) und nachdem ich zuhause angekommen war und anfing, alles was mit dem Pokern in Zusammenhang stand, in die Mülltonne zu schmeißen, ist mir klar geworden, wie unnatürlich viel das inzwischen geworden war.

In diesen Tagen habe ich mir oft die Frage gestellt, wann ist denn die ganze Geschichte so aus dem Ruder gelaufen?

Ich habe ja auch mitgepokert, wir hatten viel Spaß in der Runde. Kai hatte die Idee, an das große Geld zu kommen und dieses Spiel nicht als reine Glücksache oder so wie ich als reine Unterhaltung zu sehen, sondern zu denken, er hat es drauf und wird ein Gewinner sein.

Warum hat Kai mich so belogen und alles aufs Spiel gesetzt?

Niemals hätte ich gedacht, dass so etwas in meiner unmittelbaren Nähe möglich ist.

Ich habe mir sogar gewünscht, dass sein Rückfall keine

Norbert König als Zuhörer unterstützt.

Er fasste gelegentlich das von mir Gesagte zusammen, formulierte noch einmal in seinen eigenen Worten meine Empfindungen, ja er imitierte sogar meine Sitzhaltung, wie er mir später erzählte. Ich hatte das beim Erzählen nicht wahrgenommen, sondern mich einfach nur angenommen gefühlt. Auch dies ist eine Technik des aktiven Zuhörens. Ich will jetzt hier nicht rumschleimen, aber der Mann ist wirklich grandios [und nein, ich bin nicht euphorisch].

Anschließend sprachen wir über Small Talk, also einfaches Plaudern als Aufwärmphase vor einem Gespräch, den Sinn und die Handhabung, auch in Verbindung mit der Einhaltung gesellschaftlicher Konventionen, also Benehmen nach Knigge usw. Schließlich stand für Dienstag noch ein Vortrag eines Arztes über Schlafstörungen auf dem Therapieplan. Nun, darunter leide ich nicht, höchstens unter Wachstörung, denn ich könnte permanent und immer schlafen, aber das soll ja auch ein Segen sein.

Allerdings wäre es mir doch peinlich gewesen, in einem Vortrag über Schlafstörungen einzuschlafen.

Wie üblich das Highlight des Tages erst am Abend: Telefonieren mit Gisela - mein Fluchtpunkt und Anker.

Daher auf Reede liegend: Weitermachen!

„Fleisch!" grunzte der Neandertaler ...

Donnerstag, 14. Juli

Vormittags, wenn sich in den Nebenzimmern niemand aufhält, kann ich leichter an den Texten arbeiten als abends, denn die Zimmer hier im Flügel sind unverschämt hellhörig. Ich weiß nicht, wer sie gebaut hat, aber vielleicht war ihm nicht bewusst, dass in diesen Zimmern Menschen leben würden und keine toten Apparate. Ich höre hier das Handyklingeln aus dem übernächsten Zimmer, kriege teilweise die Unterhaltungen nebenan wortgetreu mit und von einigen anderen Geräuschen will ich lieber nicht reden.

Genug der Meckerei, kommen wir lieber zur Gruppe **Selbstsicherheitstraining** bei Martin Bietendorf, Diplom-Sozialpädagoge und souveräner Leiter des Kurses (na ja, sonst hätte er sein Ziel ja auch verfehlt!).

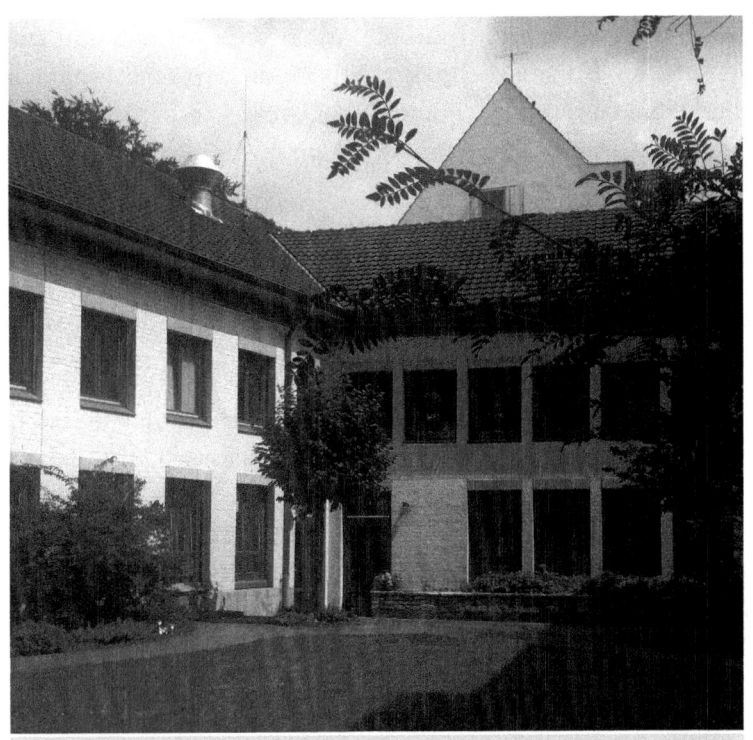

Der Innenhof des Marienstiftes. Hier halten sich stets auch viele Raucher auf, in ihrem eigenen Raucherpavillon.

Erst wurde von einem Patienten ein kurzer Vortrag eingefordert, anschließend gab es kurze Rückmeldungen der anderen Kursteilnehmer, daran knüpfte sich die Besprechung einiger Rollenspielsituationen: Mann/Frau und so weiter.

Es gab erst Einschätzungen der Teilnehmer zum Schwierigkeitsgrad der jeweiligen Aufgabe und dann wurden Lösungsvorschläge genannt. Witzig war, dass mein lieber Freund G., mit dem ich abends noch eine Currywurst essen war [nur eine kleine - na ja, fast klein] stets Lösungsvorschläge hatte, die zartbesaitet Partner nicht unbedingt zum Standard in ihrer Beziehung erheben sollten.

Jedenfalls dann nicht, wenn sie noch ein paar Tage länger zusammenbleiben wollen. Es ist nicht leicht, in allen Situationen stets diplomatisch und sachlich und fachlich zu bleiben. Aber hilfreich. Meistens.

Nach dem Abendbrot fuhren Norbert, G, Friedrich und ich ins Dorf, um im Imbiss „Schneller Teller" die typische Mantaplatte zu bestellen: Currywurst, Pommes rot/weiß - fettig, kalorienreich, kräftigst ungesund und einfach lecker. („Fleisch!" grunzte der Neandertaler ...)

Ich hatte dann mit Friedrich einen Termin auf meinem Zimmer, um ihn zu interviewen. Ich befrage meine Mitpatienten. Warum sind sie süchtig geworden, wie fühlen sie sich hier in der Suchtklinik, was gibt ihnen die Langzeittherapie?

Was ich dann gehört habe - ist unfassbar brutal und traurig - das hat mich nach einer Weile abbrechen lassen. Ich habe den restlichen Abend vertrödelt und ein wenig gelesen, leichte Literatur, mal nichts anstrengendes, das mich traurig macht. Gisela hatte mir dazu geraten, jetzt mal damit aufzuhören und den Abend über zu entspannen.

Daher entspannt: Weitermachen!

Die Fahrt nach Damme und der Weg in die Hölle

Freitag, 15. Juli

Der Donnerstag brachte mir morgens außer einem Ergometertraining und einer vormittäglichen Zimmeraufräumaktion noch etwas Bügeln, erst nach dem Mittagessen hatte ich die erste Therapieeinheit.

Es war **Kommunikationstraining** bei Norbert König und leider die letzte Stunde dieser Indikationsgruppe. Inhalt: In bestimmten, bisher angstbeladenen Situationen kann man sich selbst systematisch desensibilisieren, meinte König, und veranschaulichte dies anhand

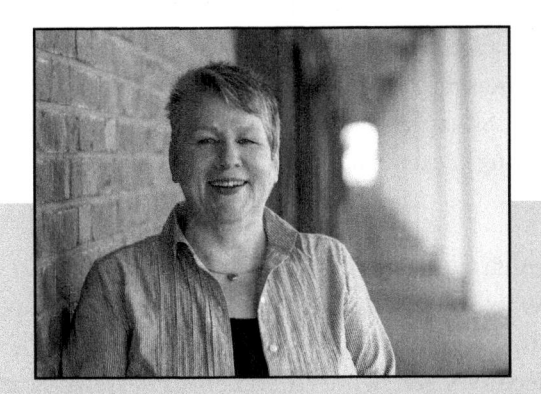

Suchtverlagerung gewesen wäre, sondern er, wenn schon einen Rückfall, dann einen Saufrückfall gehabt hätte. Den hätte ich bemerkt und hätte sofort gewusst, was ich zu tun habe.

Sofort reagieren und absolut kein co-abhängiges Verhalten zeigen: keine Unterstützung, absolut keine Hilfe, Koffer vor die Tür und Tschüss! So wie ich es theoretisch gelernt habe.

Zunächst befand ich mich in einer sehr unübersichtlichen Situation, weil erst nach und nach klar wurde, was alles zu kündigen, auszugleichen und völlig aus dem Ruder gelaufen ist.

Geht vielleicht alles drauf, wir oder einer von uns, unser Leben, das Haus? Wir wollten doch eventuell sogar nach Dänemark auswandern.

Ich konnte es einfach nicht fassen!

Ich wusste nicht wirklich, wie mir geschieht. Die Ungewissheit, ob Kai die Kurve bekommt, ob ich diese Partnerschaft, die fast zweieinhalb Jahre eine große Lüge war, noch will.

Der Ausnahmezustand war unerträglich:

Manchmal gab es bei ihm „Blitzideen" er wusste selber gar nicht, wie schlimm es war. Zuletzt sind wir zwar täglich zusammen zur Firma gefahren, aber Kai hat den ganzen Tag mehrerer Beispiele.

Kurz gesagt: Übung macht den Meister und das Geheimnis der Vorgehensweise ist relativ schlicht - man muss sich nur trauen. Man muss noch nicht über die handwerkliche Fähigkeit verfügen, mit dieser Situation umzugehen, sondern der Mut und der erste Schritt sind das Erfolgsgeheimnis. Es bestehe die Gefahr, bei fortgesetzter Flucht vor diesen Situationen, dass diese Vermeidungstaktik zu einer Generalisierung dieser Fälle wird und damit die Ängste noch vergrößert.

Im Zusammenhang mit dem Umgang mit Ängsten legte er uns noch die positive Selbstverbalisation ans Herz, ein Weg also, unser eigenes Glaubenssystem über uns selbst ins Positive zu steuern. (Also, irgendwie schreibe ich heute Abend etwas gestelzt. Komisch.)

Zum Abschluss hatten wir noch einmal Gruppenstunde - drei Mitglieder berichteten über ziemlich große Fortschritte auf ihrem Weg, jeweils von Applaus bedacht.

Der Abend brachte eine Fahrt nach Damme, der urbanen Hochburg dieser Region (Wer kennt es nicht?) und zwar dort in ein italienisches Restaurant mit dem seltenen Namen Rimini, dass uns ganz gut gefiel.

Treffenderweise liegt genau gegenüber eine der üblichen geschmackvoll werbenden Spielhallen. Aber der Weg in die Hölle fiel für uns natürlich aus. Es war ein ruhiger, guter Abend, gute Gespräche, angenehme Atmosphäre. Abends im Zimmer schrieb ich noch ein wenig und redete mit Gisela. Morgen gibt es den ersten Teil der Erzählung meines Lieblingsstreithahns David. Dann bin ich schon in Bremen und zusammen mit der besten Ehefrau aller Zeiten!

Vorfreudig: Weitermachen!

Das Schwimmbad wird oft und sehr gerne genutzt, vor allem Abends.

Gruppenschmusen, Tai-Pan und was in aller Welt hat ein Prinz damit zu tun?

18. Juli

Kommen wir zum Freitag, liebes Publikum, und damit begrüße ich auch unseren regelmäßigen Leser aus Hongkong, von dem ich doch gerne mal näheres wissen würde ... [Hongkong steht ja eigentlich, wie wir alles wissen, für „duftender Hafen" - soviel zum

Klugschnack des Tages][1. gewagte Theorie: in den Hongkonger Suchtkliniken duftet es besonders gut. 2. Theorie: ein ehemaliger Patient aus dem St. Marienstift ist in der Zwischenzeit nach Hongkong ausgewandert, arbeitet dort als Suchttherapeut und lernt dabei Mandarin, während er aus dem Fenster seines Büros im 43. Stock auf den Victoria Harbour blickt, vor sich auf dem Schreibtisch eine alte Ausgabe von James Clavell's Tai-Pan. Schluss jetzt!]

Morgens von 8.00 bis 9.30 Uhr **Kreativ- und Gestaltungstherapie**, in der anfangs Bilder besprochen wurden. Die Gruppenmitglieder hatten als Auftrag, ihren Namen zu malen und das Ergebnis wurde erörtert - natürlich mit Blick auf Gefühle, Ausdruckskraft des Bildes, derzeitige Situation des Patienten und ähnliches.

Danach wurde der Rest der Therapieeinheit zur freien Verfügung gestellt. Ich malte weiter an meinem Steinhaus-Horizont-Perspektiven-Bild und schon war die Stunde um, wie immer zu schnell.

Anschließend eine Hammerstunde Musiktherapie. In der letzten Stunde war es ja ziemlich ruhig, in dieser wurde es noch ruhiger, sehr sanft. Es begann damit, dass Ulrich - so nenne ich ihn mal (bald fällt mir echt kein Name mehr ein, wenn das hier so weitergeht) - gebeten wurde, sein derzeitiges Gefühl oder sein Innenleben mittels eines Musikinstrumentes auszudrücken, was er ablehnte, da er heute nicht so sehr in Stimmung dafür sei.

Daran knüpfte sich eine Feedbackrunde an, die von uns anderen dazu genutzt wurde, etwas über Ulrich zu sagen: Was wissen wir von ihm, was halten wir von ihm, wie erleben wir ihn und solche Sachen. Ulrich hörte nur positive Meinungen, das bewegte ihn und die Gruppe nahm in ihn die Mitte. Er stand mit geschlossenen Augen da und wurde gebeten, sich fallen zu lassen, was nicht so einfach für ihn war.

Wir alle berührten ihn, nach einer Weile nahmen wir ihn auch in den Arm und drückten ihn ganz fest. Es trieb mir und anderen die Tränen in die Augen, aber meine hatten strengstes Ausgehverbot und blieben drinnen. Es war eine sehr berührende, wirklich tiefgehende Stunde mit einer großen Menge Gefühl. (Wie um alles nur noch im Internet gepokert. Den ganzen Tag.

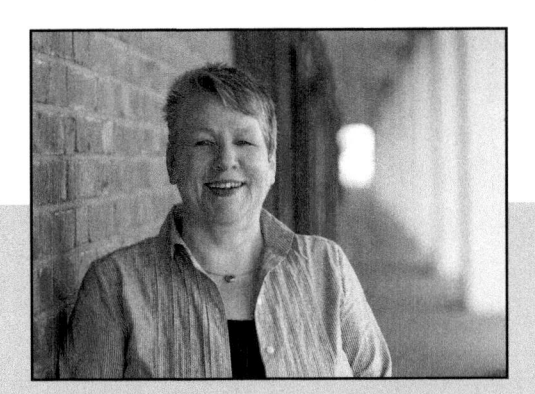

Bei mir waren es keine Blitzideen, aber jetzt verknüpfte sich so manche Erkenntnis miteinander, fast wie ein Puzzle, kurz bevor es fertig ist, wenn alle Einzelteile ein Bild ergeben.

Ich hatte immer das Gefühl, wir haben nie richtig Geld über. Obwohl wir beide verdienten, gab es für größere Anschaffungen keine „Reserven".

Wir haben uns zwar in jedem Jahr unseren 3-wöchigen Luxusurlaub gegönnt und haben auch sonst nicht schlecht gelebt, aber nun konnte ich mir einiges erklären.

Kai hat zwar nicht unser privates Konto strapaziert, sondern sein Firmenkonto, aber das ging ja auch irgendwann nach hinten los.

Sucht dreht alles um.

Sucht verkehrt alles ins Gegenteil.

Obwohl mir noch nicht klar war, was alles den Bach runtergehen würde, wusste ich, wenn Kai bereit ist, daran zu arbeiten, bin ich es auch und wir haben eine Chance.

Mein Bauch sagte mir - ich werde nicht kampflos aufgeben.

Ich werde kämpfen, gegen die Sucht, gegen das Abrutschen und für uns.

in der Welt schreibe ich das bloß, ohne in dieses Psychogefasel zu fallen?)(Vorschläge nach Hongkong.)

Nach dem Mittagessen hielt ich es für angebracht, meine Gedanken schläflich zu sortieren und dann begann um 14.45 Uhr die letzte Stunde **Selbstsicherheitstraining** bei Martin Bietendorf.

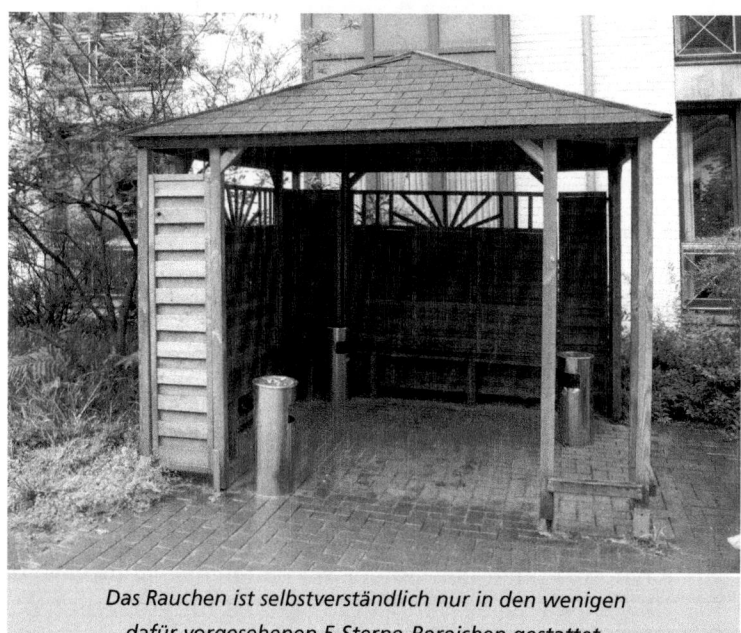

Das Rauchen ist selbstverständlich nur in den wenigen dafür vorgesehenen 5-Sterne-Bereichen gestattet.

Inhalt der Stunde war - ein Film. Wir sahen nach einer kurzen Einführung über den therapeutischen Nutzen von Filmen den norwegischen Spielfilm *Elling* von 2001, der auf der gleichnamigen Buchreihe von Ingvar Ambjørnsen beruht und in Norwegen ein sehr großer Erfolg war.

Regisseur Petter Næss hat ihn mit Per Christian Ellefsen und Sven Nordin in den Hauptrollen gedreht. Im Film wird gezeigt, wie die zwei Hauptpersonen aus einer psychiatrischen Klinik nach zwei Jahren Aufenthalt in die raue Wirklichkeit Oslos entlassen werden, dort eine gemeinsame Wohnung nebst Aufpasser zugeteilt bekommen und versuchen, sich zurecht zu finden.

Das Benutzen des Telefons, der Einkauf in einem Supermarkt und ähnliche für uns normale Tätigkeiten sind für das Paar erst mal große Herausforderungen. Der Film zieht seinen Charme aus dem humorvollen Betrachten dieser Situationen, ohne je gehässig zu sein, und zeigt viel Verständnis und Sympathie für seine Helden. (Und nein, ein Terminator kommt darin nicht vor, auch kein suffgeplagter Werbejingle-Komponist Charlie Harper oder andere Muggel.)

Schade, dass die Stunden bei Martin Bietendorf schon vorbei sind, die Indikationsgruppe war mal wieder viel zu kurz, es hätten ruhig dreimal soviel Stunden sein können. **Seine Art gefällt mir.**

Anschließend war Abendbrotzeit von 17.45 bis 18.05 Uhr, um 18.10 Uhr hatte ich ein Einzelgespräch bei Horst Schwennen, das mal wieder viel Denkstoff lieferte. Es ging um Abhängigkeit und Co-Abhängigkeit, um das, was ich getan habe in meiner Sucht.

Ich selbst bin der Meinung, dass ich Schuld bin an dem, was ich getan habe. Horst Schwennen will davon nichts wissen, für ihn gibt es in dem Sinn keine Schuld - er meint, es sei meine Krankheit gewesen, und auch mein Einwand, ich hätte ja um meine Krankheit gewusst und sei deshalb dafür verantwortlich, meine Wachsamkeit weggeworfen zu haben, will er so nicht gelten lassen.

(Wenn ich es jetzt so überlege: allzu viel lässt er von meinen Ideen sowieso nicht gelten.)

Ferner kriege ich von ihm keinen Weg geliefert für die Zukunft - so wie ich es verstanden habe, ist **Sinn meiner Therapie, den Weg selbst herauszufinden,** was es mir sehr schwer macht, denn ich hätte gerne einen Experten, der mir ganz klar sagt: „So und nicht anders!"

Dies ist sicherlich ein Überbleibsel meiner Kindheit und Jugend. Und das muss bei mir anders werden. (Wenn ich das mal alles so richtig verstanden habe ...)

Im Laufe des Gespräches meinte er, er würde mir keine Bücher mehr geben :-) Aber er könnte mir um kurz nach 21.00 Uhr noch eine Geschichte in Kopie reichen. Als ich dann um diese Zeit noch einmal zu ihm ging, gab er mir aus „Der Magus", einem 1965 erschienenen Roman des britischen Autors John Fowles, die Geschichte *Der Prinz und der Zauberer* zu lesen.

Dies im Hinblick auf die Frage, was eigentlich aus der Familienaufstellung in der sozial-therapeutischen Aktivgruppe geworden sei.

Es ging um eine mögliche neue Kontaktaufnahme zu meiner Mutter, die ich aber ablehne und ich erklärte ihm auch, warum. Und ich habe eben lange überlegt, ob ich hier schreibe, welche Gründe ich sehe, aber das wäre wohl zu viel des Guten (Schlechten). *(Später habe ich dieses Thema mehrmals in meiner Selbsthilfegruppe durchgesprochen. Die meisten Gruppenmitglieder raten mir, wieder Kontakt aufzunehmen. Doch ich denke, das wäre gelogen. Das Bedürfnis ist bei mir einfach nicht vorhanden. Es ist so. Vielleicht ist es auch Feigheit. Mag sein. Ich sehe es eher als Selbstschutz.)*

Norbert hatte an dem Abend auch ein wichtiges Therapeutengespräch, er wird mich am 22. Juli verlassen, denn seine Therapiezeit ist dann beendet. Wir sprachen noch lange miteinander.

Der Sonnabend begann mit der Fahrt nach Hause, heim zu Gisela - es war wundervoll entspannt, wir haben unendlich viel geredet, auch über das Einzelgespräch bei Horst Schwennen, und wir haben lange über diese Fragen diskutiert .Es war ein faules Wochenende, wir haben die Zeit sehr genossen. Zum Abschluss am Sonntag gingen wir noch in das neue „El Mundo" - ein großes Restaurant im Hafen, angesagt und mit langer Wartezeit, wenn man nicht vorher reserviert hat. Anschließend fuhren wir gemütlich und langsam wieder in die Klinik zurück. Es gab herzliche Begrüßungen mit Gruppenkollegen und der Abend plätscherte so dahin.

So endete die Woche mit einem noch langen Telefongespräch mit Gisela. Es geht weiter. Es muss.

Maulwurfn, Froschn und die Armee der Rückfallsoldaten

Mittwoch, 20. Juli

Der Montag begann wie immer mit einer Gruppenstunde, Rückfälle waren das Thema und es wurde ausgiebig darüber

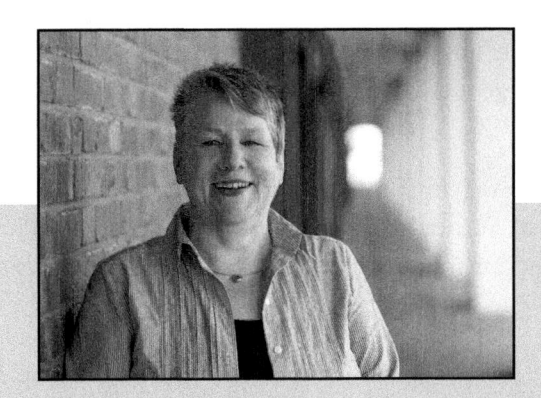

Wir haben wieder bei NULL angefangen.

Wir hatten von unserer Ärztin für Kai eine Einweisung in eine Klinik, in die geschlossene psychiatrische Station.

Dort angekommen, hat Kai sich noch den nächsten Tag zuhause (seinen Geburtstag) ausgebeten und nach dem Versprechen, am Folgetag in die Klinik zu kommen, und der Androhung, wenn er nicht erscheint, ihn ansonsten durch die Polizei abholen zu lassen, wurde diesem Wunsch entsprochen. (Suizidgefahr löst diese Reaktion aus).

Der 48. Geburtstag von Kai am 10. 12. war furchtbar, bei allen Anrufern, die ahnungslos gratulieren wollten, heulte ich ins Telefon und löste auf der anderen Seite eine Schockstarre aus.

Die Botschaft... Kai ... Rückfall... Suizidgefahr...wir sitzen nicht am Geburtstagstisch und feiern, sondern morgen geht Kai in die Klinik.

Am 11. Dezember sind wir in die Klinik gefahren - nun war Kai auf der geschlossenen Psychiatrischen Station.

Es hört sich vielleicht komisch an, aber diese Station war für Kai eine Zuflucht, dort waren Profis, die ihm helfen konnten. Er fühlte sich sicher und gut aufgehoben.

Ich hoffte noch manchmal aufzuwachen, aber es war die

gesprochen, was es für Auslöser geben kann und wann diese Auslöser auftreten - findet der Rückfall erst im Moment des erneuten Gebrauchs der Droge statt oder doch schon vorher?

Bei mir selbst weiß ich, dass meine Suchtverlagerung aufs Spielen (für mich eigentlich ein Rückfall, zwar nicht in Alkohol, aber in das typische süchtige Verhalten) eigentlich ein ganzes Jahr vorher angefangen hat.

Ich war jahrelang regelmäßig bei einer Psychologin zum Gespräch, einmal pro Monat. Wir haben zwar keine Therapie gemacht, aber dieser regelmäßige Termin hielt mich doch wachsam in Bezug auf meine Sucht.

Dann starb die gute Frau und ich meinte, stark genug zu sein und keine Unterstützung mehr zu benötigen (Böser Fehler, ganz böser Fehler. Auf der Liste der möglichen dümmsten Entscheidungen eines Menschen laut Weltgesundheitsorganisation sicherlich auf Platz 8 zu finden. Jedenfalls noch vor „Alleine im T-Shirt zum Nordpol robben")

Da ich auch keine Selbsthilfegruppe besuchte, verlor ich die Wachsamkeit. Nein, stimmt gar nicht. Ich habe die Wachsamkeit nicht verloren, **ich habe sie weggeworfen**. Das ist meine Schuld.

Wie dem auch sei, ich persönlich denke, dass sich Rückfälle schon lange Zeit vor dem erneuten Spielen oder Trinken im Kopf formieren. Erst ist es nur ein Gedanke, dann kommt noch einer hinzu, des Weiteren verirren sich vielleicht ein paar unangenehme Gefühle zu dem Haufen, die eine oder andere Stresssituation (man schreibt es mit drei „s", ich habe nachgesehen) mag hinzutreten und schon latschen alle zusammen zur Front und gehen zum Angriff über - BANG!

Und dann hat man zwar nicht mehr die Möglichkeit, den Publikumsjoker zu ziehen oder auf 50/50 zu gehen, aber man kann jemanden anrufen ... den Hauptpreis kriegt man sowieso (totale Verzweiflung und tiefstes Lebenschaos) kostenlos mitgeliefert.

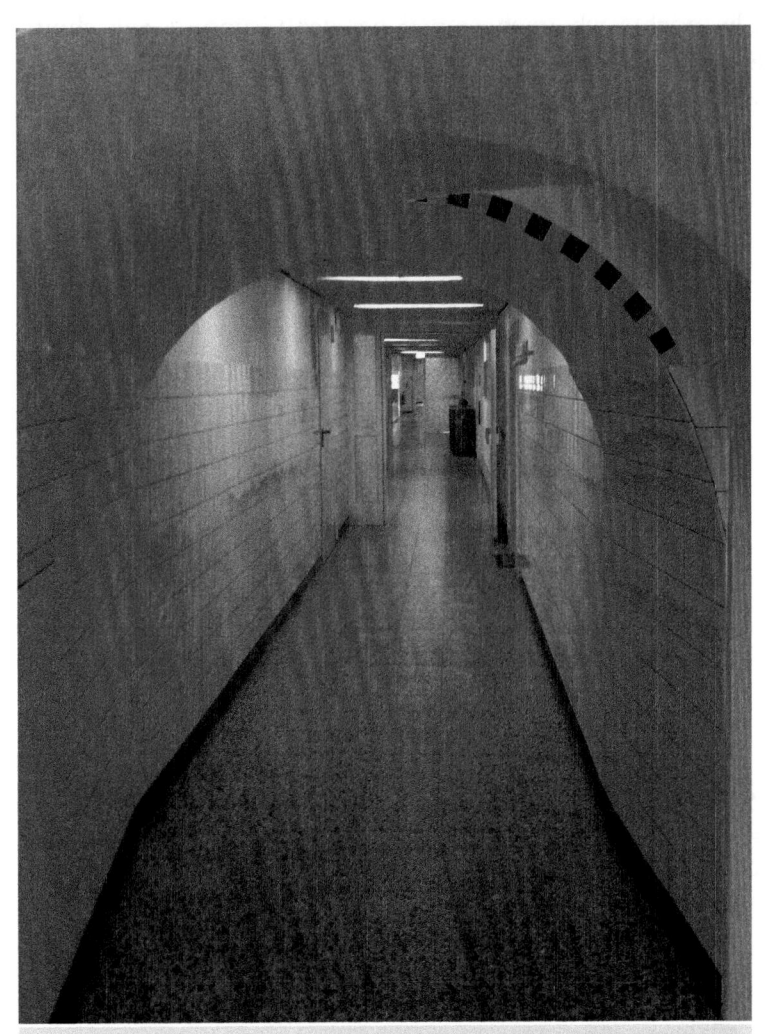

Die Katakomben im hinteren Küchenbereich. Das ist auch der Weg zu den Waschmaschinen.

Anschließend wieder Musiktherapie, anfangs gut, dann stressig, zum Schluss ziemlich aufregend und nervig, Abteilung: Überreaktion und Kasperletheater. Nichts gegen die Augsburger Puppenkiste oder den Maulwurfn, aber nach acht Wochen Geschichten vom Kasper ist die Aufmerksamkeitskurve beim Verfolgen seiner Geschichten schon ein wenig fallend.

Nachmittags Sporttherapie, ich hielt mich aus dem Schwimmbad heraus und strampelte lieber auf dem Ergometer. An dieser

Stelle möchte ich mich einmal bei der Gruppe Grobschnitt für die tatkräftige Unterstützung während der Berg- und Talfahrt (Programm Nr. 7)(nicht auf der CD, auf dem Fahrrad) bedanken.

Anschließend wieder Gruppenstunde, Besprechung der Publikumsreaktion beim morgendlichen Kasperletheater. Eine mögliche negative Konsequenz wurde von therapeutischer Seite mit viel Verständnis und Mitgefühl verhindert.

Im Laufe des Abends lange Gespräche mit Norbert über die Zukunft, vornehmlich seine. Er wird mich diese Woche verlassen und hat mir als Abschiedsgeschenk ein irres T-Shirt überreicht: *Ausgezeichnet als bester Stubenkamerad im Marienstift : Kai Sender* - also, wenn das kein Lob ist!

Der Dienstag begann auch mit einer Gruppenstunde. Norbert stellte uns seinen Zukunftsplan vor, wir sprachen darüber, gaben Hinweise und sagten, was uns bei der Schilderung aufgefallen war. Darauf folgte die TZG, Gruppenstunde ohne Therapeuten, diesmal nur kurz.

Nachmittags die erste Stunde der Indikationsgruppe **Rückfallprophylaxe III**. Da waren wir wieder beim Thema von Montag. Nach einer Vorstellungsrunde die Diskussion, was ein Rückfall überhaupt ist. Es gibt auch hier mehrere Definitionen, mal enger gefasst, mal weiter.

Zu einem eindeutigen Ergebnis sind wir leider nicht mehr gekommen, da hier einfach die Zeit zu kurz war.

Nach der Stunde kaufte ich mit Norbert für sein Geburtstagsgrillfest ein und abends fuhren wir zwei noch an den Alfsee, um dort auf der Terrasse eines Ausflugslokals fast zwei Stunden zu sitzen und zu schnacken. Der Kleine ist mir ans Herz gewachsen.

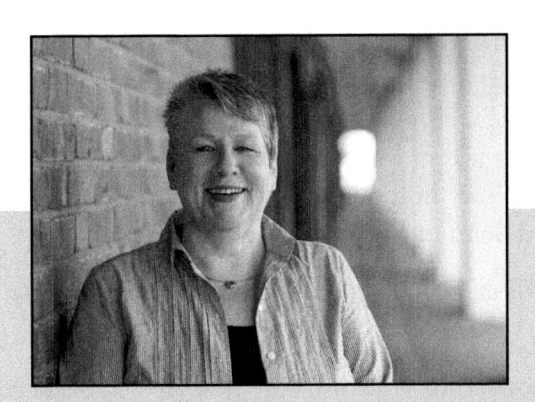

knallharte und furchtbare Realität.

Kai kam in ein Zweibettzimmer. Mir drehte sich permanent der Magen um, ich empfand diesen Raum wie eine karge Zelle. Ein Bett, ein Nachtschrank, ein Tisch, zwei Stühle und eine Seite von einem Schrank, mit dem großen Luxus eines funktionierenden abschließbaren Faches. Aber Kai war erleichtert dort zu sein.

Ich war damit beschäftigt, meine Gedanken zu sortieren, und musste viel Energie aufbringen, halbwegs einzuordnen, was mir geschah, was ich zu tun hatte.

Immer wenn ich Kai besuchte, sah ich, wie ordentlich seine drei persönlichen Dinge auf dem Nachttisch lagen, wie mit einem Maßband ausgemessen. Er sagte immer wieder, „Ich brauche jetzt Struktur."

Auch tagsüber trug er nie gemütliche und bequeme Schlabberkleidung, sondern immer seine Jeans etc. als müsse er gleich raus, er lag auch nie lesend auf dem Bett, sondern war immer in Lauerstellung auf Gespräche, Therapiestunden und Patientenrunden.

Am darauffolgenden Abend nach der Aufnahme besuchte ich Kai und wir gingen in einen Aufenthaltsraum. Dort angekommen berichtete er unter anderem, dass er einen heftigen Spieldruck empfindet. Ich dachte, dass kann nicht

Der Steiger kommt, aber nicht aus Tirol

Freitag, 22. Juli

Traurig sieht es jetzt da aus, wo Norbert vorher gewohnt hat. Über acht Wochen war er mein Zimmerkollege. Wir haben viel Quatsch gemacht, viel gelacht und lange Gespräche geführt, über Gott und die Welt, über seinen Wohnort, über Bremen, die Ballerburg und über unsere Sucht - wieso, weshalb, warum, wie jetzt weiter? Er ist soviel jünger als ich, er könnte locker mein Sohn sein. (Aber mal ehrlich: Vater und Sohn in derselben Suchtklinik?)

Seit Freitag Mittag hat er mich verlassen, der Verräter. Fährt einfach so ab.

Als ich ihn noch zum Auto brachte, haben wir beide mit den Tränen gekämpft, aber als „Macker" weinen wir ja nicht. Nur ein bisschen.

Er hatte in dieser Woche Geburtstag und damit fing der Mittwoch an. Pünktlich um Mitternacht zogen meine Gruppe und eine befreundete Gruppe, also insgesamt 16 Mann, heimlich in unser Zimmer, wo Norbert schon schlief.

Wir schalteten das Licht ein, Norbert wachte auf, und dann sangen wir ihm ein Ständchen. Etwas verschämt war er ja, mein Kleiner, aber er hat sich gefreut. Auch Geschenke bekam er, Bücher natürlich, denn er ist eine Leseratte.

Der Mittwoch Nachmittag begann mit dem Abschiedsgrillen Norberts, für das wir beide ja schon am Tag zuvor eingekauft hatten.

Man kann die sogenannte Fischerhütte auf dem Klinikgelände gegen eine Kaution von 20 Euro mieten und wenn man artig ist und den Platz sauber hinterlässt, erhält man auch sein Geld zurück.

Es war eine angenehme Atmosphäre, wir haben lecker gegessen und viele Witze gemacht. Leider war die Musik nicht unbedingt mein Geschmack, eher Anton-aus-Tirol-mäßig, aber ich habe tapfer durchgehalten und sogar - sorry, so ist das: man verändert sich in der Therapie - mitgeschunkelt. *(Jetzt ist es raus, ich kann nicht anders, ich muss schließlich ehrlich sein. Und gleich noch eins drauf: ich habe auch mitgesungen, zum Beispiel „Der Steiger kommt" oder „Heute fährt die 18 bis nach Istanbul" [Also jetzt reicht es uns, wir brechen den Kontakt zum ihm ab. Spielsüchtig? Okay. Therapie? Okay. Aber ein Lied von Jürgen von Big Brother nachsingen? Nein, das ist ein zu großer Charakterfehler ...])*

Zwischendurch holte ich Luft und Kraft mit einem langen Telefonat mit Gisela. Sie lachte schallend, als ich ihr davon erzählte, und wir alberten ziemlich rum.

Der Donnerstag brachte nach dem Sport ein Einzelgespräch bei Walter Maronde. Und das war der Kracher. Der Mann hat mir, glaube ich, eine Tür geöffnet, mit der ich nie gerechnet hätte.

Es geht um einen wunden Punkt, der sehr viel mit meiner Erziehung in einem streng reglementierten Glaubenssystem zu tun hat. Es geht ferner um mein Aufgeben dieses Systems, um das Suchen nach und den Übertritt in eine neue Werteordnung, die das damals für mich bedeutet hat, und um eine **unbewusste Selbstbestrafung**, die ich sehr weit getrieben habe, bis hin zur Sucht. Im Verlauf dieser 1 1/4 Stunden habe ich einmal heftigst geweint, doch ich habe auch herzlich gelacht und eigentlich die ganze mögliche Gefühlspalette durchlaufen.

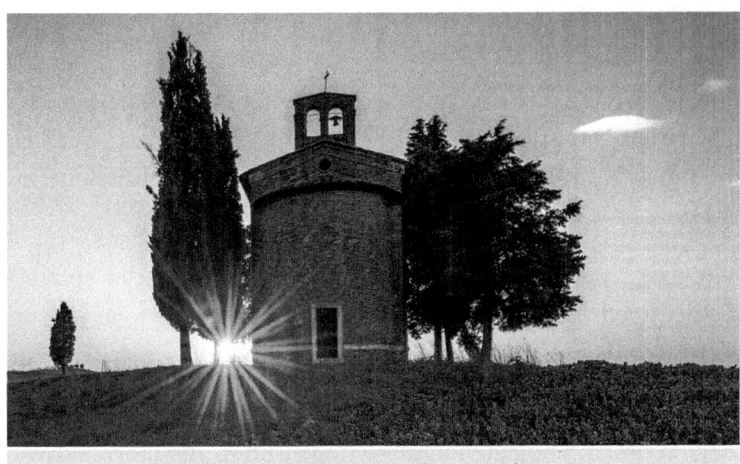

Nicht jede Kirche ist so schön wie diese.

Walter Maronde, dieser alte Haudegen (das soll ein Lob sein, aber was für eins!), hat mir eine Idee nahegebracht, auf die ich bisher nicht gekommen bin, von der ich nichts geahnt habe und die für mich ein noch völlig neues, unentdecktes Land darstellt. Ich werde dieses Land aber betreten, zusammen mit Gisela, und ich hoffe, dass es auch das Land ist, in das ich möchte. (Kann mich bitte mal jemand für diese herrlichen Metaphern loben?)

Ich habe gleich nach dem Gespräch Gisela informiert und wir haben dann abends darüber gesprochen, wie neu diese Erkenntnis ist. Im Laufe des Tages hatte ich danach das Gefühl, als ginge ich auf Wolken, so unwirklich kam mir das alles vor.

(Es ging einfach darum, dass ich mir selbst wieder die Erlaubnis erteile, **nach Gott zu suchen**, *mich mit dem Thema Kirche, Religion und Glaube zu befassen - dass ich es mir wieder gestatte, dieses Thema spannend und interessant zu finden.*

Nach meinem Austritt aus der Neuapostolischen Kirche hatte ich jeglichen Glauben radikal abgelehnt und lächerlich gemacht. Trotzdem war ich stets fasziniert von Kirchen und Glaubenslehren, konnte mir aber nicht gestatten, mich wieder damit zu beschäftigen, weil ich nie wieder in eine so restriktive, autoritäre und völlig verblödende Gemeinschaft hineinwollte. Mittlerweile habe ich einen Gott gefunden, der die Menschen so liebt, wie sie sind. Das ist das Gegenteil von dem Gott der Neuapostolischen Kirche, der die Menschen nur dann liebt, wenn sie exakt so sind, wie er es will. (Was mit echter Liebe soviel zu tun hat wie Nutella mit Schlachthäusern.) Und das gefällt mir außerordentlich gut. Ich mag meinen evangelischen Gott!)

Nach der Rückfallprophylaxe am frühen Nachmittag, in der süchtiges Verhalten und typische Anzeichen für einen bevorstehenden Rückfall diskutiert wurden, war anschließend in der Gruppenstunde die Verabschiedung Norberts.

Vor ihm wurde ein Stuhl platziert und nacheinander setzte sich jedes Gruppenmitglied darauf und sagte Norbert, wie es ihn erlebt habe, inwieweit er sich verändert habe und woran er noch arbeiten müsse.

Als ich dran kam, legte ich ihm einige Dinge ans Herz. Ich wollte ihm noch mehr gesagt haben, aber ich merkte, dass ich anfangen würde zu weinen, wenn ich weitermachte, und da habe ich lieber abgebrochen. Dafür aber habe ich ihm abends noch diese Dinge gesagt. Schnief.

Nach dem Abendbrot kam noch einmal Friedrich zu mir, wegen

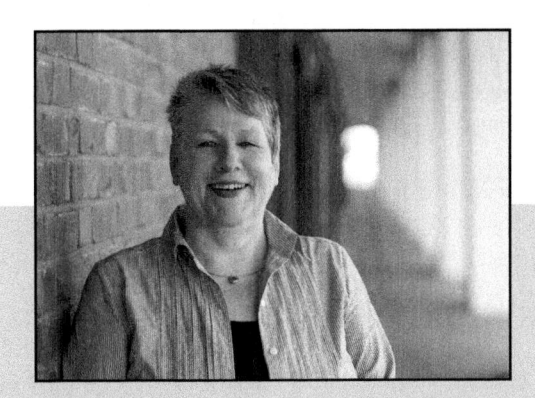

wahr sein, wir sind in einem so katastrophalen Ausnahmezustand und Kai würde gerne s p i e l e n ?

Unsere Welt liegt in Trümmern, nichts ist mehr in Ordnung und jetzt wäre ...na klar.

Kai will sich dicht machen, der Stoff zählt.

Mädel, dass kennst Du doch ...

Ich habe mich für seine Ehrlichkeit bedankt und gesagt, „wenn Du das nächste Mal spielst, dann spielst Du nicht um 10 Euro, sondern dann verspielst Du mich."

In den folgenden Tagen funktionierte ich,

Eine Woche war ich krankgeschrieben. Unsere Ärztin hatte nicht nur die Einweisung für Kai geschrieben, sondern sich vom feinsten und professionell um mich gekümmert.

Abends bin ich immer in die Klinik gefahren. Langsam drehte sich mir nicht mehr der Magen um, wenn ich an der Klingel stand und darauf wartete, dass mich einer der Mitarbeiter reinließ.

Kai saß meistens schon auf dem Flur und wartete auf mich.

Nach ein paar Tagen brachte ich mein Notebook mit, weil alles mögliche nur von Kai beantwortet werden konnte. Geschäftskontakte, E-Mail, etc ...

seines Interviews. Es war heftig und gut, mit ihm gemeinsam noch einmal das Geschriebene durchzugehen. Er gefällt mir, ein sanfter Riese, dem man das Erlebte nicht zutraut.

Abends war ich hundemüde und machte auch nicht mehr viel. Die Erkenntnis des Tages hatte mich einfach erledigt. Das Gespräch noch einmal mit Gisela beruhigte mich. Und dann ging ich schon früh schlafen.

Dankbar für den Mut durch Gisela: Weitermachen!

Langzeittherapie und Erfahrungen am Wochenende

Sonntag, 24. Juli

Kommen wir zum eigentlichen, zum Freitag und Sonnabend und damit zum Abschieds Norberts, meines Stubenkollegen, der nach acht Wochen Langzeittherapie entlassen wurde.

Von seinem Geburtstagsgrillfest und der Abschiedsrunde in der Gruppenstunde hatte ich ja schon geschrieben. Am Freitag war er noch mit uns morgens in der Kreativ- und Gestaltungstherapie. Ich fing an, mit Ton zu arbeiten und zerstörte dabei zur allgemeinen Entlustigung fast einige Bilder meiner Gruppenkameraden.

Anschließend von 10 Uhr bis 11.40 Uhr in der Musiktherapie klopfte es kurz nach Beginn an die Tür und eine andere befreundete Gruppe trat ein, um sich von Norbert zu verabschieden. Dann hörten wir erst wieder einige Musikstücke, vornehmlich aus Musicals, daraufhin sprachen wir weiter über die Begriffe, die wir als passend zum Thema „kindisches Verhalten" in der letzten Stunde aufgeschrieben hatten.

Norbert wurde auch hier noch einmal verabschiedet. Er wurde gebeten, den Raum zu verlassen und wir schrieben seinen Vornamen auf ein großes Blatt Papier. Dann sagte jedes Gruppenmitglied passend zu den Buchstaben Begriffe - nur positive, denn so ein Abschied soll ja auch Mut machen. Anschließend wurde er wieder hereingeholt und bekam die Erläuterungen dazu.

Er aß noch mit uns zu Mittag und danach verabschiedete er sich von allen. Ich brachte ihn zum Auto und wir beide rissen uns zusammen, wie man so ~~schön~~ doof sagt.

Nachmittags ging es um Co-Abhängigkeit: Auch da gibt es verschiedene Phasen, die Angehörige durchlaufen, bis sie es dann schaffen, Hilfe durch Nichthilfe zu leisten.

Einleuchtendes Beispiel für Co-Abhängigkeit ist die Ehefrau, die ihren wieder einmal betrunkenen Ehemann mit einem Anruf bei seinem Arbeitgeber entschuldigt und behauptet, er könne nicht kommen, er habe sich eine Grippe zugezogen.

Beispiel für Co-Abhängigkeit sind auch Arbeitskollegen, die es vertuschen, wenn der alkoholkranke Mitarbeiter nicht mehr die normale Arbeitsleistung erbringen kann. Sie wollen damit dem Kollegen helfen und merken nicht, dass sie es durch ihr Verhalten noch schlimmer machen, denn: (und nun kommen wir zum Höhepunkt von Dr. Senders Exkurs!) Wann immer der Süchtige die Folgen seines Suchtmittelgebrauchs nicht selbst tragen muss, verlängert sich sein Leiden - und natürlich das Leiden seiner Umgebung, denn er sieht ja keinen Grund, nicht so weiterzumachen wie bisher. Schließlich holen andere für ihn die Kohlen aus dem Feuer. **Und solange er das Suchtmittel nehmen k a n n**, wird er es nehmen - dazu ist es einfach zu verlockend.

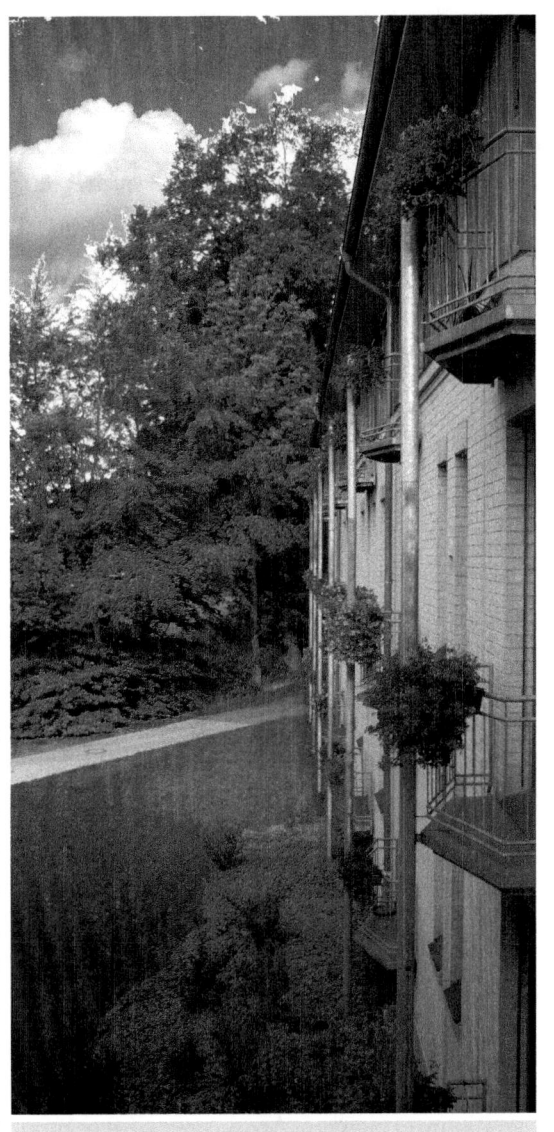

> So sieht das aus, wenn man eine Langzeittherapie macht und vom Balkon schaut. In den Zimmern nebenan leben lauter Süchtige. Ist das zu fassen?

Die Voraussetzung dafür ist natürlich, dass die Umgebung des Süchtigen von seiner Sucht weiß - bei nassen Alkoholikern fällt die Sucht bald auf, bei Glücksspielabhängigkeit ist das nicht so einfach. Solange er unbemerkt an Geld kommt, kann er das Zocken hervorragend verheimlichen und zwar vor Gott und der Welt.

Oft wird vom Süchtigen ein Lügengebäude aufgebaut und erst beim Zusammenbruch sieht man dann die Wahrheit - wie bei mir ...

> *Abends erhielt ich von Norbert eine SMS: Viele Grüße und bitte nicht böse sein, dass ich die Verabschiedung am Auto kurz gehalten habe. Ich habe mit Tränchen gekämpft und musste erst mal kurz auf einem Parkplatz Pause machen.*

Den Abend alleine auf dem Zimmer verbrachte ich mit dem Niederschreiben des Berichts Friedrichs und einem langen Gespräch mit einem Gruppenkollegen über mögliche Ursachen unserer Sucht.

Der Sonnabend war ein ruhiger, angenehmer Tag, ich schrieb etliche Dinge und las viel, ging spazieren und versuchte mich an einer Pressemitteilung, die ich heute wohl fortsetzen werde. Vielleicht habe ich ja Erfolg damit und das eine oder andere Blatt („Stern" oder „Düngstrupper Käseanzeiger", egal ...) schreibt etwas über diese Langzeittherapie und das Marienstift. Je mehr Reportagen, je mehr Berichte über diese Langzeittherapie, desto besser, desto selbstverständlicher wird diese Art des Hilfeholens für Süchtige und auch ihre Angehörigen.

Heute wird wahrscheinlich noch Sven zu mir kommen und mir von sich erzählen und in der kommenden Woche werde ich noch Dennis interviewen. Am kommenden Wochenende aber werde ich wieder zu Hause sein! (Und das ist auch gut so.)

Deshalb wochenendruhig: Weitermachen!

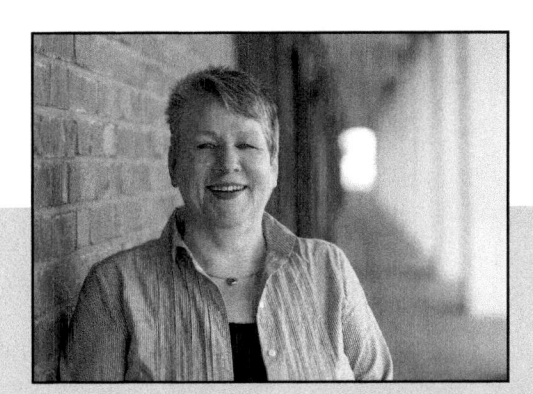

Da Kai sein Geld mit Internetdienstleistungen verdient hat, fühlte sich das furchtbar an. Ich konnte einiges überhaupt nicht einordnen, machte mir eine Liste mit Fragen und so saßen wir dann am Abend im Café der Klinik - zusammen konnten wir dort hingehen - und haben alle möglichen Briefe beantwortet.

Zuhause fing ich an, alles was ich konnte zu kündigen, weil klar war, dass finanziell ein ziemliches Chaos entstanden ist und es noch Zeit braucht, bis eine Summe der entstandenen Schulden feststand.

Im Haus habe ich mich komisch und sehr unterschiedlich gefühlt. Langsam habe ich mich mit dem Gedanken vertraut gemacht, eventuell ausziehen zu müssen.

Die Firma von Kai wurde aufgelöst.

Es gibt eine Menge Schulden.

Die komplette Altersvorsorge von Kai ist verspielt.

World Wide Web = Geld weit, weit weg

Weihnachten und Silvester

Nach Absprache mit den Therapeuten konnte Kai, wenn er es wollte, den heiligen Abend und die Silvesternacht zu

Vom Öko-Körner-Gesundheits-Langweiligkeits-wir-pflücken-den-Tag-Essen

Dienstag, 26. Juli

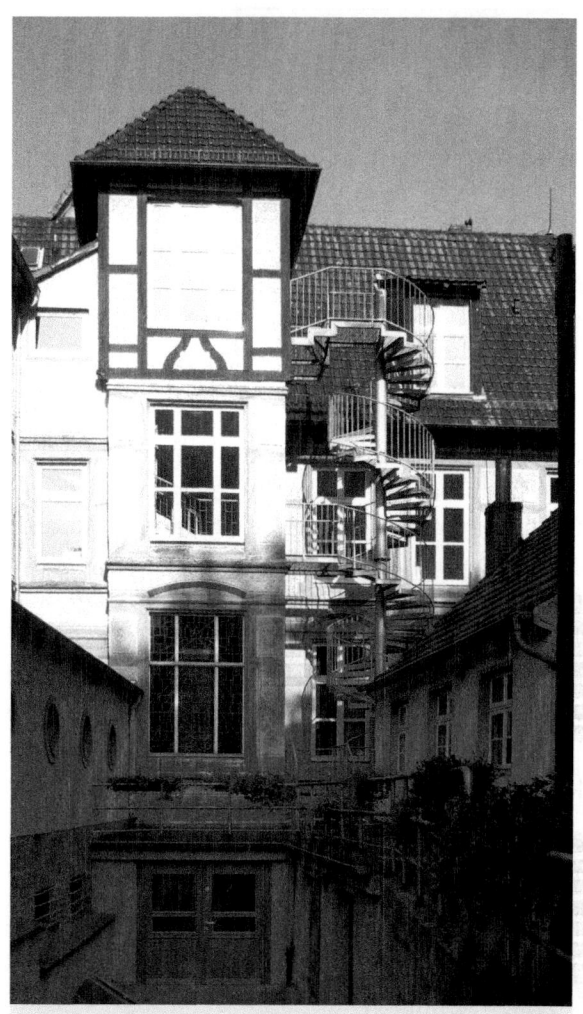

Nach einem verschriebenen Sonnabend und einem verschlafenen Sonntag ging es am Montag weiter mit einer Gruppenstunde und dem weiteren Vorstellen eines Lebensbildes - eine bewegte Jugend, die ich hier sicherlich noch einmal vorstellen werde, denn mein Gruppenkollege wird mir noch aus seinem Leben für den Suchtbericht erzählen.

Anschließend Visite, die hier Gruppenweise im Gruppenraum stattfindet. Also, es gehen natürlich nicht alle Gruppenmitglieder gemeinsam hinein, halt einer nach dem anderen.

Ich wurde gefragt, wie ich mich fühlen würde und sagte, mit der Neuigkeit des Einzelgespräches vom letzten Donnerstag sei ich noch in so einer Art Vakuum und müsse dies erst mal auf mich wirken lassen. Ich hätte eine wichtige Tür geöffnet bekommen und würde mir Zeit lassen, da hindurch zu gehen. Und diese Zeit wurde mir auch zugestanden.

Kunst am Bau. Die Rückseite des Klinikgebäudes. Unten ist der Eingang zu den Katakomben zu sehen, in denen auch der Einzelne-Socken-Karton zu finden ist.

Zum eigentlich angesetzten Ergometertraining blieb dann keine Zeit mehr, das wurde auf nachmittags verschoben. Um 13.45 Uhr saß ich also auf dem Fahrrad und fuhr einen Berg hoch in Begleitung von Tangerine Dream (das war mal Krautrock, viele junge Hüpfer kennen so was gar nicht mehr) - und das alles kurz vor der Sporttherapie, die dann zwar sehr viel Spaß gemacht hat, aber auch wegen unseres Kaspers anstrengend und - mal wieder - ärgerlich wurde, was auch noch zu einem Missverständnis mit meinem Lieblingsstreithahn führte. Und was macht man mit einem Lieblingsstreithahn? **Genau, man streitet.** (Setzen, eins plus mit Sternchen.)

In der anschließenden Gruppenstunde wurde darüber jedenfalls von einer Seite kurz gesprochen, dann ging es um die dadurch entstandene eingetrübte (einige würden sagen „miese", aber ich ja nicht) Stimmung.

Und Walter Maronde fragte die Gruppe, was denn so eine Situation für positive Seiten hätte. Darüber wurde noch kurz gesprochen und dann wurde ein Gruppenmitglied mehr oder weniger gelöchert, was denn los sei, irgendwie sei er die letzten Tag nicht gut drauf? Ob da nicht irgendwas sei? Hmm? Echt, ey, ganz ehrlich, nu mal Butter bei die Fische? Hier könne er es doch sagen?

Nach standhafter Weigerung, etwas darüber zu erzählen, war dann aber Schichtende und die Gruppenstunde vorbei.

Abends fing ich an, mein Lebensbild aufzuschreiben, wurde aber durch zahlreiche Telefonate willkommenerweise daran gehindert.

Der Dienstag begann wieder mit einer Gruppenstunde und der Verabschiedung unseres anstrengenden Gruppenmitgliedes, welches uns morgen am Ende seiner regulären Therapiezeit verlassen wird, was für ein weinendes und 17 lachende Augen sorgt. Nein ehrlich, ich habe ihm gesagt, dass ich ihn eigentlich mag, ihn wirklich sympathisch finde, aber er mir auch Therapiezeit gestohlen hätte. Wir haben uns öfter angepflaumt, bei ihm musste ich das lautstark machen und in einer - ähm - sagen wir mal rustikalen Sprache, aber dann hatte er es respektiert.

Er ist halt einer derjenigen, die einen unfassbar dicken Schutzpanzer haben (Stimmt, auf Seite stand es schon einmal, das mit der Ritterburg ...) und erst mal losschlagen, bevor sie fragen, worum es denn bitteschön gehe?

Ich hoffe inständig, dass ich ihn im nächsten Jahr beim Ehemaligentreffen wiedersehen werde.

(Er war nicht da, beim Ehemaligentreffen, auch nicht beim zweiten. Manche haben halt zu kämpfen und müssen immer wieder einen neuen Anlauf nehmen. Nur wenige bekannter Gesichter habe ich bei den Ehemaligentreffen wiedergesehen. Das ist schade. Aber so ist die Sucht.)

Das wird mich dann zwar eine Bratwurst kosten, aber vielleicht könnte ich dann ja ausnahmsweise eine mitessen, wo ich doch sonst eher auf Öko-Körner-Gesundheits-Langweiligkeits-wir-pflücken-den-Tag-Essen stehe.

Anschließend TZG (ich weigere mich, hier schon wieder zu erklären, dass dies Themenzentrierte Gruppe bedeutet und meint, eine Gruppenstunde ohne Therapeuten durchzuführen). Ich fragte die Gruppenmitglieder nach ihrem Glauben und erhielt eine reiche Auswahl an Gottessablehnung.

Kurzes Telefonat mit Gisela, mit der ich jeden Morgen und jeden Abend telefoniere - am liebsten hätte ich sie hier auf Dauerliveschaltung, aber das ist technisch ebenso kompliziert wie ein Holodeck (auf dem ich mich vielleicht ja befinde).

Mittagessen, Eintopf, unlecker - Zigarette - Mittagsschlaf - und nach 30 Minuten dann Rückfallprophylaxe: die drei (durchaus umstrittenen) Arten eines Rückfalles und dann Feierabend, schon um 14.15 Uhr.

Unverhofft kam dann noch ein Einzelgespräch bei Walter Maronde zustande, es ging wieder um das Thema des letzten Donnerstages. Es tat gut, es war wahr und es machte weiterhin Mut.

Im Laufe des Nachmittags rief mich ein alter, Jahrzehnte nicht mehr gesprochener Bekannter an, der den Suchtbericht auf Facebook gelesen und sich gedacht hatte, „Fragste mal den Kai Sender, ob dat mit dem Alkoholkonsum bei mir so richtig ist!" Und natürlich war dat nicht richtig, sondern zu viel und vor allem täglich - also da gibt es keine Diskussion.

Ich riet ihm einiges aus meinem zu beneidenden reichen Erfahrungsschatz als Süchtiger ...

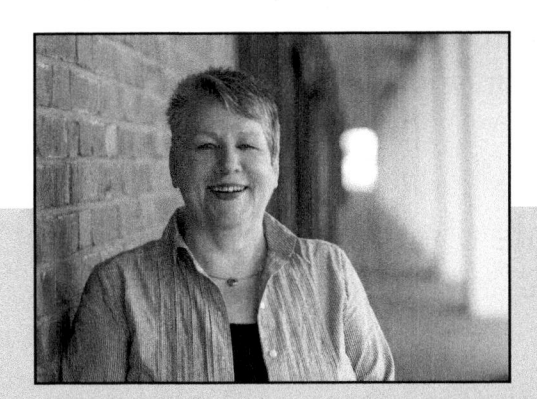

Hause verbringen. Es war aber auch klar, dass er jederzeit auch vor der abgesprochenen Zeit zurück in die Klinik kommen soll, wenn es für ihn eng werden würde.

Unsere kleine Familienrunde, in der wir immer Heiligabend feiern, hat fantastisch reagiert.

Kai und ich hatten zu Silvester ein Ritual, wir haben eine persönliche Jahresbilanz gemacht und uns ganz in Ruhe geschildert, was uns in dem zurückliegenden Jahr bewegt, geärgert, gefreut hat. Auch wenn es nur Kleinigkeiten gewesen waren. Eben alles, was es an Besonderem gegeben hat. Bei dem Gedanken, dass auch diese Bilanz zumindest zwei Jahre eine fette Lüge war, wurde mir ganz schlecht. Ich habe viel Wert darauf gelegt und bin auch heute noch völlig angefressen, wenn es um dieses Ritual geht.

Mein Arbeitsalltag:

Es gab von vielen meiner und unserer Kollegen ganz tolle Reaktionen und Botschaften. Alle waren wie vor den Kopf geschlagen.

Es fühlte sich gut an, als ich nach meiner Krankschreibung wieder in die Firma kam und mein Tisch geschmückt war mit Trostspendern und Kopf-hoch-Botschaften.

Alle haben wunderbar reagiert, diejenigen, die überhaupt

> *Später hat mich dieser ehemalige „Glaubensbruder" im besoffenen Kopf beschimpft. Er konnte die Wahrheit nicht ertragen. Aber das ist sein Problem. Und deshalb darf er es gerne behalten.*

Es geht mir heute - ich weiß gar nicht so genau - irgendwie gut, irgendwie auch komisch ... egal, so ist das eben.

Antiphonale und Komplet - wer kennt sie nicht!

Freitag, 29. Juli

Wir waren beim Mittwoch: morgens Fahrrad fahren auf dem Ergometer, anschließend hatte ich BfA/Krankenkassen-Stress, den ich aber mit Telefon und Fax regeln konnte. Dann war wieder Pater Udo bei uns für eine Gruppenstunde von 10.00 - 11.30 Uhr. Nochmals wurde er mit teils auch sehr persönlichen Fragen gelöchert, die er auf seine schon gewohnt souveräne Art beantwortete. Er spricht generell sehr ruhig und bedächtig, manchmal kommt dann eine kleine Bemerkung von ihm, die zeigt, dass ihm auch der Humor nicht fehlt. Ich finde ihn sehr sympathisch.

Ich bat ihn anschließend um ein Einzelgespräch, das wir dann auch in drei Wochen haben werden. Mit einem Theologen zu reden, ist derzeit wohl ganz angebracht bei mir. Es geht halt um mein Thema. (Ich sagte ihm aber gleich, er sei eigentlich von der Gegenseite.)

Nachmittags saß ich mit einigen Gruppenkollegen in der Cafeteria, als ich noch überraschend zu Walter Maronde gebeten wurde. Es ging eigentlich nur um Organisatorisches, aber es entwickelte sich daraus noch ein längeres Gespräch. Die Tür zu seinem Büro stand offen, Martin Bietendorf - Diplom-Sozialpädagoge und Leiter der Gruppe Selbstsicherheitstraining **(der mit der schönen Sprache ...)** - ging vorbei und schaute dabei zu uns hinein, dann drehte er um und kam auch ins Büro: „Wenn die Tür schon offen ist, dann kann ich ja auch hereinkommen!" - Es war eine heitere, angenehme Situation, die Spaß gemacht hat. Thema waren unter anderem

Gefühle und - für Süchtige wichtig - das Aushalten unangenehmer Gefühle.

Ich hatte beiden gesagt, dass ich heute einfach nicht gut drauf sei und mir auch nicht erklären könne, wieso ich mich nicht gut fühlte. Aber manchmal ist es eben so, dass man einfach nicht weiß, warum man mies drauf ist. Und dann heißt es: aushalten.

AUSHALTEN!

Das ist das ganze Geheimnis.

Süchtige haben in solchen Situation gerne den Drang, sich dicht zu machen ... dazu hat das Suchtmittel gedient - jedenfalls sehr, sehr oft.

Der Donnerstag brachte nach Ergometer und Riesen-Aufräumaktion im Zimmer noch die Indikationsgruppe **Rückfallprophylaxe**, in der wir unter anderem besprachen, wie eine Notfallcard aussehen sollte.

Auch der Therapeut meinte, dass Reden bei Rückfallgefahr am hilfreichsten sei und an erster Stelle stehen müsste. Vielleicht bastele ich mal eine Notfallkarte, die ich dann drucken lassen kann.

Abends fuhr unsere Gruppe ins Kloster Damme, wo uns der Prior Pater Udo anbot, am Komplet teilzunehmen. Das war eine völlig neue Erfahrung.

Das Komplet ist das Nachtgebet nicht nur der römisch-katholischen Kirche. Wir waren ja in einem Kloster des Benediktinerordens und dort wird noch die ältere Form des Komplet gebetet.

Nach dieser sehr ungewöhnlichen Erfahrung stellte uns Pater Udo das Kloster in einem Rundgang vor. Das Kloster bietet heute ein umfängliches Programm aus den Bereichen Spiritualität, Lebensorientierung, Meditation und Familienarbeit.

Der Prior zeigte uns Gästezimmer, Kursräume, Speisesäle und stand permanent Rede und Antwort. Nach zwei Stunden wurde es für uns Zeit, wieder ins Marienstift zurückzufahren. Es war ein interessanter Abend mit vielen neuen Eindrücken.

Nudeln al Dente und zwei wunderbare Theorien

Dienstag, 2. August

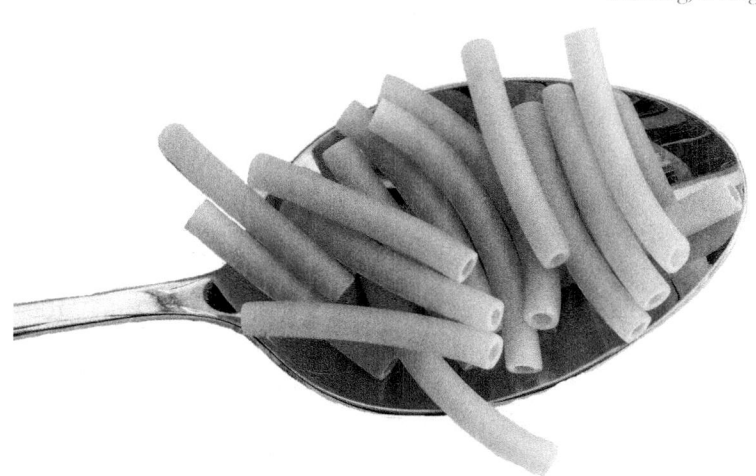

Der Freitag in der Suchtklinik: In der **Kreativtherapie** morgens von 8.00 bis 9.30 Uhr habe ich weiterhin mit Ton gearbeitet und war auch ganz zufrieden mit dem Ergebnis.

Anschließend in der Musiktherapie war ich das Thema. **Wie wirke ich auf andere, was habe ich für Eigenschaften?**

Baff erstaunt war ich über die Aussage der Therapeutin, ich hätte eine **religiöse Ausstrahlung.** Hallo? Habe ich richtig gehört? Kai Sender und religiöse Ausstrahlung? Nun, es passt zu meinem Thema der letzten zwei Wochen: Sinnsuche, Glaubenssuche, Antworten finden, selbst entscheiden.

Noch mehr überrascht war ich, als ein Gruppenkollege mir sagte, er habe schon am ersten Tag gedacht, dieser Typ müsse irgendwas mit Kirche zu tun haben. Da ist so etwas offensichtlich für andere, aber nicht für mich gewesen. Wie blind kann man sein? (Sorry, wie blind kann **ich** sein?) Nun, das hat mich dann doch sehr beschäftigt und zwar den Rest des Tages und natürlich musste ich das gleich kein Verständnis hatten, haben mich zumindest verschont, mich direkt anzusprechen. Viele meinten, wir hätten verstanden, wenn Du Dich jetzt trennen würdest.

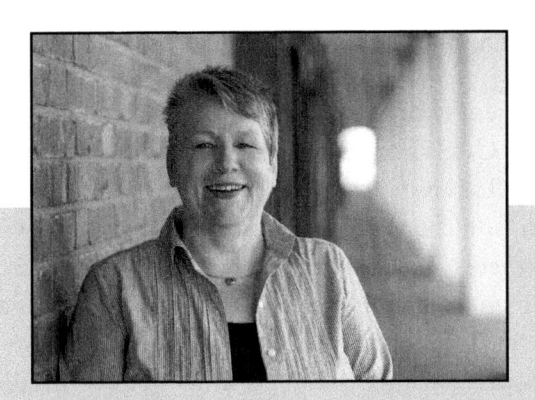

Was mir dabei besonders auffiel: die Menschen, die in irgendeiner Form wussten, was Sucht bedeutet, haben entsprechend intensiver reagiert.

Melanie hat eine Freundin, die im Bereich Spielsucht arbeitet, sogar eine Expertin ist. Über sie habe ich Kontakt zu Suchtexperten bekommen. Diese Freundin hat sich sogar angeboten, mit mir zu telefonieren.

Es ging auf die Feiertage zu und so etwas wie Selbsthilfegruppen musste ich mir leider abschminken. Ich habe zwar auf einige Anrufbeantworter gesprochen, aber niemals Rückrufe erhalten. Aber was ich bekommen habe über die Expertin, eine tolle Buchempfehlung eines für mich sehr wichtigen Buches:

Rien ne va plus - wenn Glücksspiele Leiden schaffen
von Sabine M. Grüsser (Autor), Ulrike Albrecht (Autor)
ISBN 978-3-456-84381-0

Als ich dieses Buch endlich in den Händen hatte, habe ich es teilweise verschlungen und manchmal musste ich es, weil es auch hart war, was ich da las, erst einmal weglegen.

Gisela am Telefon berichten.

Den Rest des Freitages verbrachte ich mit viel Schreiben und der Vorbereitung meines Lebensbildes, das ich eigentlich in PowerPoint darstellen wollte. Ich fing an zu schreiben - und hörte schnell wieder auf ... keine Lust mehr.

Sonnabendmorgen fuhr ich nach Hause, endlich, nach zwei Wochen wieder bei Gisela und in unserem Heim. Wir unternahmen Bummel-Shopping-Essen-gehen-Runden und genossen unsere Zweisamkeit. Wir sprachen viel über das Erlebte, neu Erfahrene und über die gemeinsame Zukunft. Und der Garten rief nach dem Rasenmäher und einigen anderen nicht so gerne gesehenen Gartengeräten. Der Sonntag fand seinen Abschluss wieder im El Mundo (wie wär's mal mit Provision?), dort haben wir uns an einen Tisch gesetzt mit einem älteren Ehepaar und die Zeit genossen.

Dann fuhr ich wieder zurück und hatte ein herzliches Willkommen durch die Gruppenkollegen, die sich offensichtlich gefreut haben, mich wiederzusehen. Dicke Umarmung und Fragen über Fragen. Absolut erste Sahne. So kann die Woche beginnen. Ich muss sowieso sagen: die Gruppe momentan gefällt mir außerordentlich gut, wir wissen jetzt schon viel voneinander, sehr viel, kennen unsere Schwächen und seelischen Schmerzpunkte, aber auch unsere Stärken - und wir sagen sie uns auch!

Das Wochenende mit Gisela war extrem hypergut, es war Heimat, wo man sein darf, wie man ist.

Der Montag begann mit der Gruppenstunde von 8.00 bis 9.30 Uhr und dem Lebensbild eines Gruppenkollegen, das er schon am Donnerstag in der Gruppenstunde begonnen hatte.

Es war anstrengend, bestimmte Begebenheiten und Verläufe zu hören, noch anstrengender war es für ihn, sie zu erzählen. Es kam teilweise direkt aus der Seele und war nicht angenehm, gleichwohl aber sehr nötig, das einmal herauszulassen. Wut kroch in mir hoch. Am Ende waren wir alle einigermaßen geschafft. Deshalb: es war eine sehr gute, intensive Gruppenstunde, denn zum Small Talk sind wir nicht hier.

Die anschließende Musiktherapie von 10.00 bis 11.30 Uhr fand ich etwas - ähm ... außergewöhnlich? Wir sollten unseren Namen sagen, einmal so, wie wir ihn gerne hören, dann so, wie wir ihn nicht ausgesprochen haben möchten. Nun ja, interessant. (Klar, warum nicht ... irgendwie ist da schon was Wahres dran ... ähm ... Wie jetzt?)

Da beginnt für mich die Grenze zur Merkwürdigkeit, doch wir alle haben tapfer mitgemacht.

Beim Mittagessen trauerte ich wie stets dem Essen zuhause nach (ich vergesse hier regelmäßig, dass man Nudeln auch al Dente kochen kann), dann musste ich wieder einmal zur Urinprobe.

Diesmal war es allerdings nicht so dramatisch, der Genuss von sechs Gläsern Apfelschorle eine halbe Stunde vorher ist ja ein altes indianisches Geheimrezept bei Urinproben und seit Generationen bewährt.

Der Montag ging zu Ende mit dem Verfassen meines Lebensbildes, allein auf meinem Zimmer, was schon ein paar Stunden dauerte. 48 Jahre im Schnelldurchlauf, speichersparend notiert, aber nicht von Schmutz befreit. Zum Abschluss gönnte ich mir noch ein wenig Douglas Adams als Belohnung:

> *"Es gibt eine Theorie, die besagt, wenn jemals irgendwer genau rausfindet, wozu das Universum da ist und warum es da ist, dann verschwindet es auf der Stelle und wird durch etwas noch Bizarreres und Unbegreiflicheres ersetzt. Es gibt eine andere Theorie, nach der das schon passiert ist." - Das Restaurant am Ende des Universums, Vorwort.*

Mein Leben im Schnelldurchlauf

Freitag, 5. August

Der Dienstag begann mit der Begrüßung meines Spiegels, wie es Co-Therapeut Walter Maronde ja angeregt hatte. Und der mehr oder weniger sympathische Mann im Spiegel meinte, es sei doch eigentlich ein schöner Tag für mein Lebensbild, ich könnte doch so einiges ganz gut und solle einfach mal probieren, den Tag gut gelaunt oder doch wenigstens entspannt über die Bühne zu bringen? Ob das nicht in Ordnung sei? Hmm ... was ich wohl dazu meine? Ginge das? Und ob ich ihm das nicht versprechen könne? Worauf ich meinte, er solle mal nicht zu viel auf einmal fordern ...

(Mein bester Freund Helgo, dieser wunderbare und neuapostolische Mann, weiß, warum ich das eben so geschrieben habe. Er ist schließlich ein Kempowski-Kenner.)

Mein Lebensbild anschließend in der Gruppe vorzustellen, dauerte gefühlte 14 Minuten, ging tatsächlich aber von 8.00 Uhr mit Pause bis 11.30 Uhr - glaubt man's denn?

Es war mein Leben in Fastforward, nicht in Form von Daten, sondern in Entwicklungen.

- Meine Sucht,
- meine Familie (was ist nerviger?),
- mein extrem autoritäres Glaubenssystem, das ich aufgegeben habe,
- die Entwicklung bis zum Austritt aus der Glaubensgemeinschaft,
- die Lücke, die dadurch entstand und die zu füllen ich mir nicht erlaubte,
- das trotzdem weiter bestandene Interesse an Sekten, Kirchen, Religionen, welches mich aber stets auch ärgerte,
- der Bruch mit meiner Familie, der eigentlich schon viel früher hätte kommen sollen,
- das ständige Schön-Tun (also gegenseitige Belügen), das ich als Kind vermittelt bekommen habe (**„Wir haben keine Probleme, also reden wir nicht darüber, außerdem sind wir ja auch Gotteskinder und deshalb immer glücklich, also sei gefälligst fröhlich!"**),
- das Verbot von allem halbwegs Normalen wie Kino, Theater, Konzert, Sportverein, Tanzen, Disco,
- das Kennenlernen von Gisela schon in der Kindheit und das gegenseitige Annähern, ihre

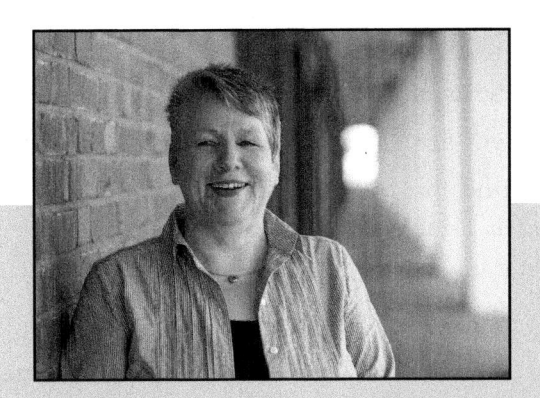

Es fügten sich nochmals ein paar Puzzleteile zusammen.

Soziale Kontakte, Realitätsverlust... wurde da gerade sachlich beschrieben, wie wir uns nach und nach eingeigelt hatten? Es war fast unheimlich, die Beschreibung passt zu 100% zu uns.

Wenn Angehörige nicht verstehen, was in einem Süchtigen vorgeht oder über welche Auffälligkeiten mann stutzig werden sollte, kann ich dieses Buch nur empfehlen. Es kann einem die Augen öffnen.

Michaela - die obwohl unser Kontakt über viele Jahre eingefroren war und immer noch schwer mit Altlasten belegt war, meldete sich und machte mir Mut.

Unter anderem eine Ihrer Botschaften:

Am Ende wird alles gut und wenn es noch nicht gut ist, ist es noch nicht das Ende!

Danke Michaela, Deine Fürsorge und Dein aktives zuhören haben mir sehr gut getan.

Unterstützung, unsere Heirat, die Jahre danach,
- die berufliche Entwicklung,
- die Aufnahme der Selbstständigkeit,
- der ganze Suchtverlauf vom ersten Tropfen bis zum letzten Spieleinsatz,
- die Lügen, die ich mir selbst erzählt habe beim Spielen,
- die Monate vor der Therapie,
- die Langzeittherapie bis heute und die Erkenntnisse, die ich daraus gezogen habe,
- ein Ausblick auf meine Ziele und die nächste Zeit.

Die Gruppe war die ganze Zeit extrem aufmerksam und stellte Fragen, war 100 Prozent bei mir sozusagen, applaudierte; man umarmte mich, klopfte mir auf die Schulter, unterhielt sich noch danach sehr offen, war einfach angetan.

Walter Maronde meinte noch am Ende, ich solle mich jetzt nicht schon wieder so sehr unter Druck setzen, sondern mehr Geduld mit mir haben, denn eine solche Entwicklung brauche einfach auch ihre Zeit.

Gleich anschließend ein Anruf bei Gisela und ein kurzes Berichten. Nachmittags nach einer kurzen Pause hatte ich wieder die Indikationsgruppe **Rückfallprophylaxe**, in der wir über Selbsthilfegruppen sprachen, deren Besuch überraschend viele als überflüssig ansehen.

Da kann ich aus meiner Erfahrung nur sagen, dass es ohne Selbsthilfegruppe sehr schwer ist, spielfrei oder trocken zu bleiben. Selbsthilfegruppen helfen einfach, das Thema Sucht beständig wach zu halten. Es gibt so viele unterschiedliche Gruppen, da dürfte es einem gelingen, irgendwann die richtige zu finden, wo die Chemie zwischen den Gruppenmitgliedern und einem selbst auch stimmt.

Wichtig ist halt, dass man regelmäßig diesen Termin wahrnimmt. Ich persönlich habe in dem Fall ja das Glück, mit der Gruppe GGG (Gemeinsam gegen Glücksspielsucht, auch im Internet zu finden auf www.ggg-bremen-nord.de) die für mich ideale Gruppe gefunden zu haben.

Gestaltungs- oder Kreativtherapie. Egal. Zeichnen.

Damit war das Programm für den Dienstag auch schon beendet, ab 15.30 Uhr war Schichtende und Freizeit. Und beim großen grünen Spaghettimonster: Ich weiß nicht mehr, was ich eigentlich Dienstagabend gemacht habe. An zwei Dinge kann ich mich aber erinnern: ein langer Besuch eines Gruppenkollegen bei mir und ein langes langes Gespräch mit Gisela.

Etwas am Dienstag hatte mich noch genervt: auf den PCs hier in der Klinik ist eine Schutzsoftware installiert, die das Aufrufen bestimmter Seiten verhindert. Seit Dienstag morgen zählt auch www.suchtbericht.de dazu, intelligenterweise ... es haben sich mittlerweile mehrere Patienten darüber beschwert, doch bis heute, Freitag, ist noch keine Abhilfe geschaffen worden. Nun vertrauen wir auf den gesunden Menschenverstand und warten halt noch sieben Monate!

Der Mittwoch in der Suchtklinik begann mit einem Einzelgespräch bei Walter Maronde, das wieder über eine Stunde dauerte. Ich verschweige jetzt hier mal den Inhalt. Es war eine aufbauende, befreiende Stunde, nicht so anstrengend wie sonst. Ein guter Start in den Tag, der mit Training im Schwimmbadbereich seine Fortsetzung fand.

Das Abendbrot hat unsere Gruppe nicht in der Klinik eingenommen, denn wir haben uns vom Abendessen befreien lassen und sind per Fahrrad - man kann sich hier in der Klinik Fahrräder für 50 Cent ausleihen, meistens wirklich gute Fahrräder - zum Alfsee gefahren.

Unterwegs wurden wir vollkommen nass. Die Kleidung klebte,

sozusagen, was nicht unbedingt zum Wohlbefinden beiträgt. Aber der kluge Kai baute vor und hatte natürlich ein Ersatzshirt dabei. Der Alfsee ist ca. acht Km von der Klinik entfernt, es gibt dort Ferienhäuser, Campingplätze, Sportanlagen, Bootshafen, Wasserskianlagen und halt die üblichen Touristenangebote.

Der Abend war eigentlich ganz in Ordnung, aber einige Gruppenmitglieder waren sehr aufgedreht, zu aufgedreht, das war gelegentlich anstrengend, aber so ist das eben.

Gegen 21.00 Uhr waren wir wieder zurück in der Klinik St. Marienstift. Abends hatte ich noch ein Gruppenmitglied zum Gespräch bei mir auf dem Zimmer, wir haben gemeinsam eine Aufgabe gelöst, die weiterhin Training erfordert. Erst spät konnte ich in Ruhe mit Gisela sprechen, die lange Wartezeit hatte schon für Entzugserscheinungen gesorgt, aber die akzeptiere ich gerne, wenn das Gespräch dann endlich beginnen kann.

Zehn Wochen Langzeittherapie sind am Mittwoch zu Buche geschlagen, zehn Wochen in der Suchtklinik, die mir wie 14 Tage vorkommen.

> *Therapie ist Arbeit, ist anstrengend, aufregend, nervig, bringt Erkenntnisse, mit denen ich vorher nicht gerechnet hatte. Es sind Veränderungen bei mir da, ich selbst bin in der Pflicht, diese Veränderungen weiterzuführen. Und dazu habe ich auch den Mumm. Mit Giselas Hilfe.*

So singt der Chor der Blöden

Mittwoch, 10. August

Also jetzt wird es etwas schwierig für mich, schließlich muss ich noch von letzten Donnerstag bis heute, Mittwoch, über meine Langzeittherapie schreiben. Ich bin ja nicht Einstein und mein Gedächtnis ist nicht immer das beste, womit ich nicht das Suchtgedächtnis meine :-)

Der Donnerstag brachte mir am Vormittag nach einem

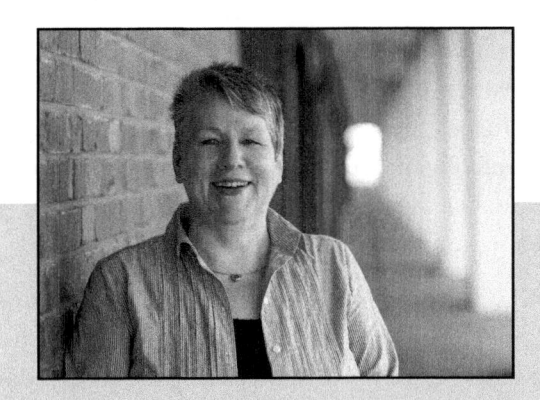

Die Entwicklung, die Kai in der Klinik machte:

Überlegungen wie - ich muss herausfinden was mit mir nicht in Ordnung ist. Es kann doch nicht sein, dass es alle paar Jahre einen riesen Knall gibt.

Ich muss neu gebootet werden = Festplatte leermachen und dann starte ich neu durch.

Wie kann es weiter gehen?

Ambulante Therapie - Stationäre Therapie - Käseglocke?

Dazu gab es ein Gespräch mit der betreuenden Psychologin, Sie sagte: Herr Sender, bei der stationären Therapie befinden Sie sich in der Zeit wie unter einer Käseglocke und kommen danach in Ihren Alltag zurück. Der Vorteil bei der ambulanten Form ist eben, in seinem ganz normalen Umfeld zu bleiben.

Kai war zuerst hin und her gerissen, aber dann hatte er sich entschieden.

Es sollte, wenn möglich, die stationäre Therapie werden.

Für mich war es schwierig, ich hatte aus der Vergangenheit seine Aussage, sich weggesperrt zu fühlen im Ohr und deswegen war für mich noch ein bitterer Beigeschmack oder heftigen Sportprogramm David mit seinen weiteren Erzählungen, die mittlerweile auch online sind. Er saß bei mir im Zimmer und berichtete und ich schrieb mit.

Nachmittags die letzte Stunde Rückfallprophylaxe (Glücklicherweise muss ich dieses ominöse Wort jetzt nicht mehr so oft schreiben): Was ist bei akuter Gefahr zu tun, also bei heftigst auftretendem Suchtdruck, egal ob Alkohol oder Spielen oder sonst was … wobei ich mir eigentlich sicher bin, dass Leser, die nicht süchtig sind und daher Suchtdruck nie erfahren haben, größte Schwierigkeiten haben müssen, das zu verstehen.

Wie um Kais Willen soll ich Euch das erklären? Kennt Ihr Hunger, nicht Appetit oder so was, sondern richtigen, heftigen Hunger, so stark, dass Euch schon schwindelig ist? Okay, das ist ja schon mal ein Anfang.

Nehmt dazu Lust, pures starkes Verlangen. Was Trieb bedeutet, wisst Ihr hoffentlich. Dann stellt Euch vor, in Eurem Kopf gibt es nur noch zwei Gedanken: 1. Ich will spielen/trinken 2. Wann endlich kann ich das? Denkt Euch Unwohlsein dazu, manchmal körperlich, vor allem aber seelisch, weil Ihr wisst, dass das, was Ihr wollt, schlecht für Euch ist, ganz schlecht, aber Ihr wollt es trotzdem, Ihr müsst es haben.

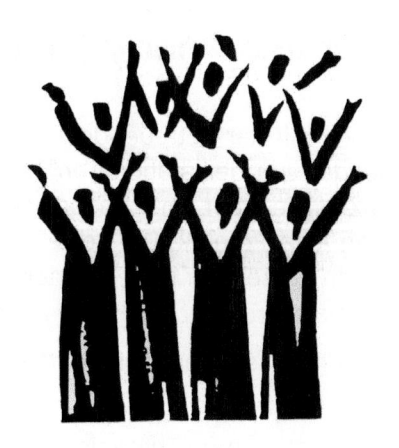

Und es ist ja auch nur dieses eine Mal, nun stell' Dich mal nicht so an, die eine Ausnahme, als ob davon die Welt unterginge, einmal spielen/trinken, was ist schon dabei? Nur heute, ab morgen natürlich nicht mehr, also das klappt schon. Nur einmal, ehrlich, dann höre ich auch sofort wieder auf.

So ungefähr singt der Chor der Blöden in Eurem Kopf und das ist nicht unbedingt angenehm, eher weniger und eigentlich gar nicht.

Zurück zur Frage, was tun bei akutem Suchtdruck? Wenn ich die

Antwort wüsste, die für alle gilt, wäre ich weltberühmt. Leider gibt es da kein Patentrezept. Eine Überlegung ist, den Gedanken „Ich will spielen" zu Ende zu denken: was passiert danach? Wenn das Geld wieder verloren ist - und das wird es sein, auf alle Fälle, zu 100 Prozent, **ein Spielsüchtiger kann das Spiel nicht kontrollieren, es kontrolliert ihn** - wenn die Erkenntnis kommt „Was habe ich jetzt schon wieder angestellt?"

Was passiert dann? Die Negativspirale beginnt dann wieder, aus einmal spielen/trinken wird beständiger Suchtmittelgebrauch, das Lügen ist wieder permanent vorhanden, bestimmt das Leben, auch das der anderen, die sich dann irgendwann abwenden und so weiter.

Ach ja, und das Anklagen geht wieder los, das Selbstmitleid übernimmt die Meinungsführung und die Debatten im Kopf drehen sich fast nur um die Schuld der anderen.

In der Indikationsgruppe wurde bei dieser Frage der Vorschlag gemacht, den Gedanken **doch eher positiv** zu Ende zu denken: Was passiert, wenn ich jetzt trotzdem nicht spiele oder trinke? Was erhalte ich mir damit? Was für wertvolle Verhaltensweisen oder Dinge habe ich mir mit meiner Nüchternheit oder Spielfreiheit geschaffen, die ich nicht verlieren möchte?

Der Ansatz hört sich für mich angenehmer an, Mutmachender in der betreffenden Situation. Und es gibt doch sehr viele Dinge, die man sich als Spielfreier wieder erarbeitet hat, die einen hohen Wert besitzen.

Nachmittags noch einmal Gruppenstunde, diesmal wieder mit dem aus dem Urlaub zurückgekehrten Horst Schwennen, der auch gleich fragte, was wir denn in den letzten zwei Wochen erlebt hätten.

Ich berichtete ihm von meinen Glaubens-Philosophie-Sinnsuche-Paukenschlägen und er erläuterte sofort an der Tafel die fünf Säulen der Identität, als da wären:

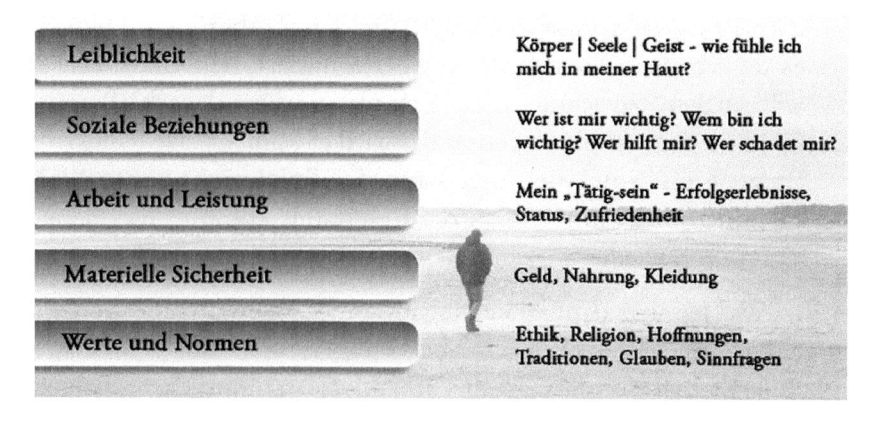

Leiblichkeit	Körper	Seele	Geist - wie fühle ich mich in meiner Haut?
Soziale Beziehungen	Wer ist mir wichtig? Wem bin ich wichtig? Wer hilft mir? Wer schadet mir?
Arbeit und Leistung	Mein „Tätig-sein" - Erfolgserlebnisse, Status, Zufriedenheit
Materielle Sicherheit	Geld, Nahrung, Kleidung
Werte und Normen	Ethik, Religion, Hoffnungen, Traditionen, Glauben, Sinnfragen

Nun ist bei mir offenbar die fünfte Säule durch meinen Austritt aus der Glaubensgemeinschaft von mir selbst vollständig geleert worden. **Das ist gut.** Aber ich habe mich seitdem geweigert, sie wieder zu füllen. **Das ist schlecht.** Fazit: ich ~~muss~~ will das auf jeden Fall ändern und mir in Zukunft gestatten, in dem Bereich auf die Suche zu gehen und die Säule wieder zu füllen. (Also das war jetzt mal eine Kurzfassung dieses Problems, von der ich selbst ganz begeistert bin.)(Soll vorkommen.)

[Mittlerweile, beim Setzen dieses Buches, kann ich sagen, dass ich diesen Bereich meines Lebens wieder gefüllt habe. Ich glaube an Gott, allerdings dieses mal an einen Gott der Liebe, der nichts mit dem Gott meiner Kindheit zu tun hat. Ich mag diesen Gott. Ich mag dieses Thema. Und ich mag meine evangelische Kirchengemeinde in Bremen-Blumenthal. Danke!]

Der Tag ging zu Ende erst mit langem Telefonieren mit Gisela, es gibt immer soviel zu erzählen, und mit Lesen auf dem Bett, natürlich Kempowski. Ich mag diese Schreibe.

Detroit Red, Faulheit und Pornografie

Dienstag, 16. August

In den letzten Tagen habe ich mich ausgeruht, jedenfalls was den Suchtbericht betrifft. Mittlerweile bin ich ziemlich im Rückstand. Und wisst Ihr was? Das sehe ich relativ gelassen. Endlich mal.

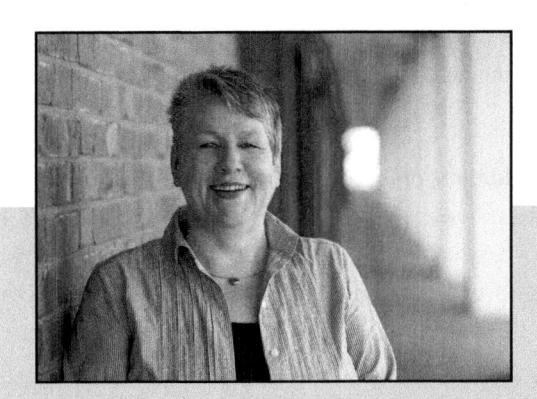

zumindest der Gedanke, was wird, wenn die Wirklichkeit anders aussieht als seine Erwartung. Wird er dann die Flucht antreten?

Wie sollte ich ein Gefühl für diese schwerwiegende Entscheidung bekommen, wenn ich zurzeit auf allen Ebenen ohne „Bodenhaftung" war. Deswegen gab es bei mir zu Anfang auch eine große Unsicherheit, ob es die richtige Entscheidung und Therapieform sein würde.

Kai hatte sich mir entzogen. Er hat mich zu keinem Zeitpunkt ins Vertrauen gezogen und um Hilfe gebeten. Ich war nicht mehr seine Verbündete. Ich fühlte mich wie schon oft in meinem Leben als Einzelkämpferin. Der Unterschied war nur, dass ich mich in der Zeit mit Kai noch niemals vorher als Einzelkämpferin gefühlt habe.

Wir haben früher immer gesagt, die Senders gibt es nur im Doppelpack.

Ich konnte im Prinzip die Entwicklung nur aus der zweiten Reihe ansehen. Jedenfalls habe ich mich so empfunden.

Wenn ich in der Zeit versuchte, mir meine Zukunft vorzustellen, war es kaum möglich. Ich bekam kein Bild davon. Ist es eventuell sogar eine Zukunft ohne Kai? Wenn er den Dreh nicht bekommt, wird es so sein.

Ich war stehen geblieben bei Freitag, dem 5. August: die mördermäßig genauen Erinnerungen an die Gruppen habe ich nicht, in der **Kreativtherapie** habe ich mich kurzzeitig von Tonarbeiten wieder aufs Grafitmalen verlegt und ein hinreißend tolles Bild gezeichnet, wie nur ich es kann. Ein echter Sender eben. (Wer schreibt das?)

In der anschließenden Musiktherapie suchte sich jedes Gruppenmitglied aus einer Unmenge Liedern auf vielen CDs ein für ihn passendes Stück heraus und dann wurden sie alle gespielt. Und wie immer gab es hinterher eine Besprechung der Lieder und der Gefühle, die durch diese Stücke hervorgerufen wurden. Kann man machen. Muss man aber nicht.

Das Wochenende war ich Zuhause bei Gisela, eben ZUHAUSE. Das sagt schon alles. Es waren wunderbare zwei Tage, wir kauften Möbel und bauten sie auf, wir haben viel am Haus getan und uns auch erholt, entsprechend traurig waren wir über die Trennung am Sonntagabend.

In der letzten Woche gab es wieder die Vorstellung eines Lebensbildes. Es gab einen heftigen Tränenausbruch dabei und besonders beeindruckt hat mich die Reaktion Horst Schwennens, der ganz nahe an den Weinenden heranrückte und den Arm um seine Schultern legte.

Diese Situation war bewegend, die Gruppe war still und ließ die Traurigkeit eine lange Zeit gewähren. Natürlich gab es hinterher, am Schluss der Gruppenstunde, Hinweise, Anregungen, Fragen - eben echtes Interesse am Leben des anderen. Der Erzähler hat dadurch in der Gruppe einiges an Respekt gewonnen. Was ist das für ein Unterschied im Umgang miteinander zum sonst oberflächlichen Miteinander im Alltag.

Sporttherapie, Musiktherapie, weitere Gruppenstunden und meine neuen Indikationsgruppen Autogenes Training (worum ich förmlich gebettelt hatte, trotz meiner Skepsis vor „solchen Sachen") und zum wiederholten Male psychosoziale Aktivgruppe und Wasserfolter, in Deutschland unter dem Namen Aquajogging bekannt.

Die Aktivgruppe, die ich noch einmal gebucht hatte, weil ich noch ein Thema zu bearbeiten habe und das gerne in einem Rollenspiel tun möchte, begann wieder mit einer Selbstvorstellung, aber in der Rolle einer anderen Person. (Okay, ich erklär's noch mal: der Kai erhebt sich von seinem Stuhl, tritt hinter ihn und sagt, da vorne sitzt Kai und ich bin Malcom X [Beispiel, nicht unbedingt zum Nachmachen geeignet, es sei denn, man versteht etwas vom Detroit Red] und ich sage Euch jetzt, was ich über den Kai weiß.) Die Gruppenstunde begann zäh, die meisten Teilnehmer wollten nicht so recht mit dieser ersten Übung anfangen, aber Horst Schwennen war mal wieder souverän und schaffte es dann doch, alle anderen dazu zu bringen, über den eigenen Schatten zu springen.

Aquajogging war wie immer anstrengend aber klasse, sich ärgern zu lassen kann auch Spaß bringen. Das Autogene Training ist eine neue Erfahrung für mich, eigentlich mag ich nichts, was mich an die „Pflücke-den-Tag-Fraktion" erinnert, doch ich ging darauf ein und es hat mich überrascht, dass es tatsächlich ~~funktioniert~~ funktionieren kann. Wobei ich mal ganz klar sagen muss: Wenn jemand innere Entspannung vertragen kann, dann bin ich es.

Es ist ja grausam, ständig unzufrieden mit der eigenen Leistung zu sein und verkrampft durch den Tag zu gehen. (Weshalb ich ihn aber trotzdem nicht pflücken muss.)(Kommt Ihr

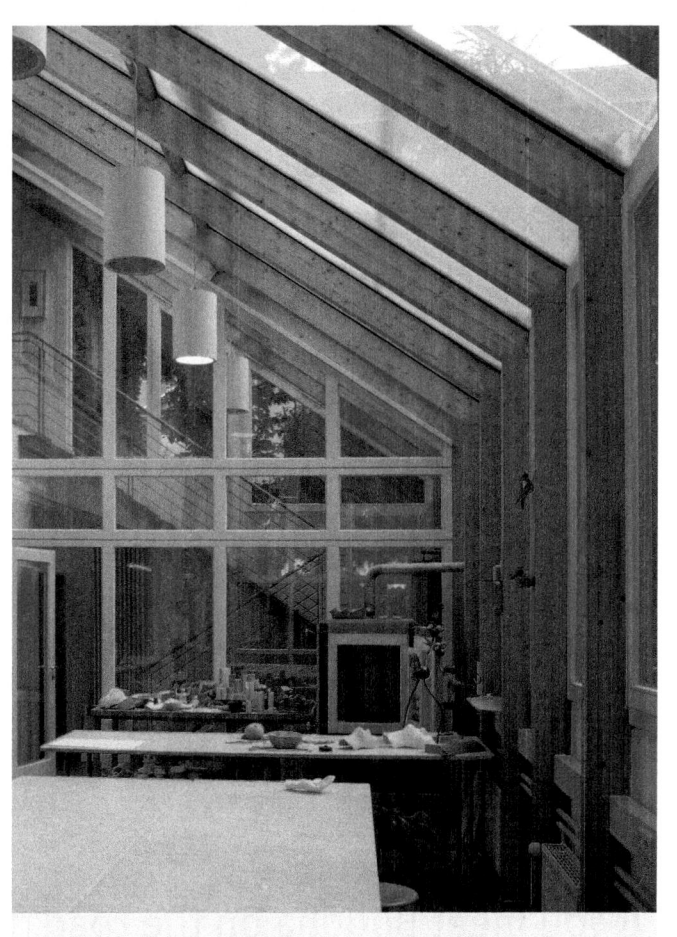

Der schöne und helle Raum der Gestalttherapie.

„Die Gestalttherapie ist eine Form der Psychotherapie. Sie ist ein phänomenologisches, erfahrungs- und erlebensorientiertes psychotherapeutisches Verfahren mit dem Ziel der Stimmigkeit und der Integration psychischer Prozesse und der differenzierenden Reifung der Persönlichkeit nach innen und außen."

Sag' ich doch.

bei meinen Gedankensprüngen noch mit?)

Die Musiktherapie am Freitag sah dann die Verabschiedung dreier Gruppenmitglieder vor. Wir schrieben ihre Namen auf und passend zu den Anfangsbuchstaben mehr oder weniger positive Adjektive, während sie draußen warten mussten. (Nicht die Adjektive.)

Die letzte Woche war entspannt, natürlich gab es das übliche Kindergartengehabe, Lazarettgetue und viel überflüssiges menschliches Generve, natürlich war es wieder viel zu hellhörig in meinem Zimmer (wie aus gewöhnlich gut unterrichteten Quellen verlautet, sitzt der Verantwortliche für den Bau dieses Flügels des Marienstiftes Dammer Berge in einem Höllenverlies und ich gönne es ihm von ganzem Herzen), doch das alles hindert nicht die Therapiearbeit, denn die täglichen Gespräche mit Gisela, Ihre Mails und Briefe machen immer wieder Mut.

Ich habe abends viel gelesen und deshalb kaum am Suchtbericht gearbeitet. Ich denke aber, dies wird sich im Laufe dieser Woche ändern. Und von Pornografie will ich hier nicht schreiben, aber das macht sich halt in einer Überschrift ganz gut und sorgt für den einen oder anderen Leser im Internet mehr. Und da der Suchtbericht hier in der Klinik sowieso geblockt wird ...

If You meet Buddha on the road, kill him!

Mittwoch, 17. August

Ich hatte in den letzten Tagen viel über eine bestimmte Frage nachgedacht: Will ich meine Therapiezeit hier in der Suchtklinik verlängern oder nicht? Mache ich aus den ursprünglich geplanten 15 Wochen noch ein paar Wochen mehr? Ich habe lange und oft mit Gisela darüber gesprochen, sie meinte stets, ich hätte eine „Verlängerungsautonomie" und **solle meinem Gefühl folgen.**

Heute morgen nun hatte ich ein Einzelgespräch mit meinem Therapeuten Horst Schwennen und wir sprachen auch über die mögliche Verlängerung. Ich könnte sie beantragen und sie würde sicher auch genehmigt. Er meinte, ich sei ein wichtiger Bestandteil der Gruppe, ich hätte viele gute Eigenschaften und würde sie auch

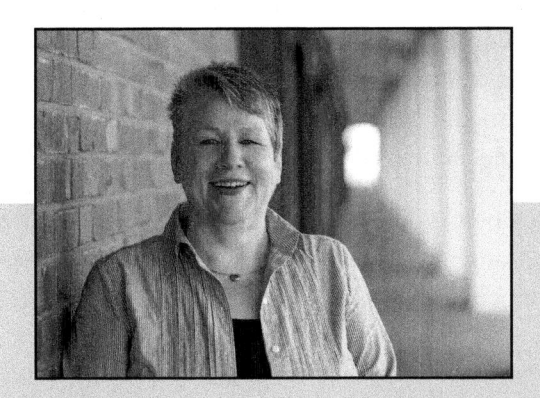

Für mich hat sich auf einen Schlag alles verändert.

In der Firma fehlte mir Kai ebenso wie in jedem anderen Moment auch. Meine Kollegen waren echt toll und versuchten, es mir nicht noch schwerer zu machen. Natürlich gab es Unsicherheit, ob sie mich ansprechen können oder ob ich dann in Tränen ausbreche oder es ähnlich unangenehme Situationen geben würde.

Das Büro von Kai war das reine Chaos, sobald ich einen Schrank öffnete oder eine Schublade, zeigte es sich.

Ich habe es gehasst, dieses Chaos hat mir nochmal gezeigt, wie groß dieser Ausnahmezustand war und wir haben es alle über eine Ewigkeit nicht mitbekommen?.

Eigentlich wiederstrebte es mir völlig auch das Büro von Kai aufzuräumen, weil es sein Chaos war, aber es blieb mir nichts übrig. Das Büro musste übergeben werden, Kai war noch nicht in der Lage und auch nicht wirklich erwünscht ,dort selber aufzuräumen, also blieb mir nichts anderes übrig.

Nancy hat mir genial geholfen und ich konnte es zulassen, dass sie mich in meiner Verzweiflung sah.

Es gab für mich ein paar sehr wichtige Gespräche bei einem Psychologen. Meine Ärztin gab mir eine Liste mit Adressen.

einsetzen, er würde sich auch freuen, wenn ich in der Gruppe bliebe, nur: wozu?

Ihm fiele da kein Grund ein, denn ich sei mittlerweile gut ausgestattet mit allen Werkzeugen, die ich bräuchte, um spielfrei und trocken zu leben. Ich habe hier in der Therapie einen für mich sehr wichtigen Punkt herausgefunden, wahrscheinlich sogar den Hauptauslöser für meine Sucht, er hat viel, sehr viel mit meinem von mir selbst aufgegebenen Glaubenssystem zu tun.

Ich habe auch einen möglichen Lösungsweg für dieses Problem erarbeitet - Gisela unterstützt mich da enorm und ohne sie würde ich den Weg nicht gehen können.

Aber es wird Zeit, bald wieder in das normale Leben zurück zukehren. Auch habe ich das starke Bedürfnis, Gisela wieder zur Seite stehen zu wollen. Daher: Ich werde meine Therapie nicht verlängern. In drei Wochen ist Schluss. Tata! So ist es.

Es ist für mich eine wichtige Entscheidung, mancher mag darüber lächeln, doch für mich war es nicht leicht, sie zu finden. Vielleicht hat es auch etwas mit der Angst vor dem Alltag zu tun, ich weiß es nicht.

If You meet Buddha on the road, kill him! ist ein Buch von Sheldon B. Kopp und wurde von Horst Schwennen in meinen Einzelgesprächen mit ihm mehrmals zitiert. Es geht dabei um die Suche nach dem Meta-Sinn und das Infragestellen von Autoritäten. Also genau mein Thema. Schwennen ist ein Meister im Infragestellen, jedenfalls kam es mir so vor.

Das ist gut, das ist anstrengend, denn er nimmt mir nicht die Arbeit ab, was natürlich bequemer wäre ... aber das ist wohl die Arbeit in der Therapie, die ich selbst zu leisten habe.

Vergangene Jahrhunderte im arabischen Imbiss

Donnerstag, 18. August

Diese Woche fing nicht wie gewohnt an, denn am Montag unternahmen wir eine Gruppenfahrt nach Osnabrück. Mit dem Zug am Altstadtbahnhof aussteigen, in die Stadt gehen und erst mal in der Bar Celona einen Kaffee trinken, Menschen beobachten und uns locker unterhalten.

Dann stand der Rest des Tages bis zum Treffen am Hauptbahnhof um 14.45 Uhr zur freien Verfügung. Ich wollte unbedingt in den Dom, Horst Schwennen und einige Gruppenmitglieder gingen mit. Der St. Petrus Dom hat eine ganz gut gemachte Internetseite (sehr schönes Typo3), auf der man auch einen Rundgang machen kann. Sogar die Glocken kann man auf einem eingebundenen Youtube-Film sehen. (Allerdings erscheinen darauf Werbeanzeigen: „Easyflirt - Ich will Dich!" - ist die Kirche heute doch progressiver, als ich dachte?)

Zurück zum Thema: ich ging langsam und genießend durch diese alte Kirche, eine ältere Nonne meinte zu mir, ich solle mir unbedingt noch den Kreuzgang anschauen und den Innenhof. Das tat ich natürlich, ich las mir fast jeden Grabstein durch. So viele gelebte Leben. Da steht die Zeit still.

Anschließend besichtigten wir noch die St. Marienkirche, von der evangelischen Konkurrenz, direkt auf dem Markt (nicht am) und aus dem 14. Jahrhundert, wobei die Vorgängerbauten bis ins 10. Jahrhundert zurückverfolgt werden können. (Die Internetseite der Gemeinde ist komplett in Flash, daher die schlechte Indizierung in Google. Ich mag kein Flash, aber mich fragt ja keiner ...)

Zusammen gingen wir auch durch diese Kirche, Stille, Innehalten, ab und zu ein Zeichen gebend: „Da, schau mal!", Menschen im Gebet, der typische Geruch alter, sehr alter

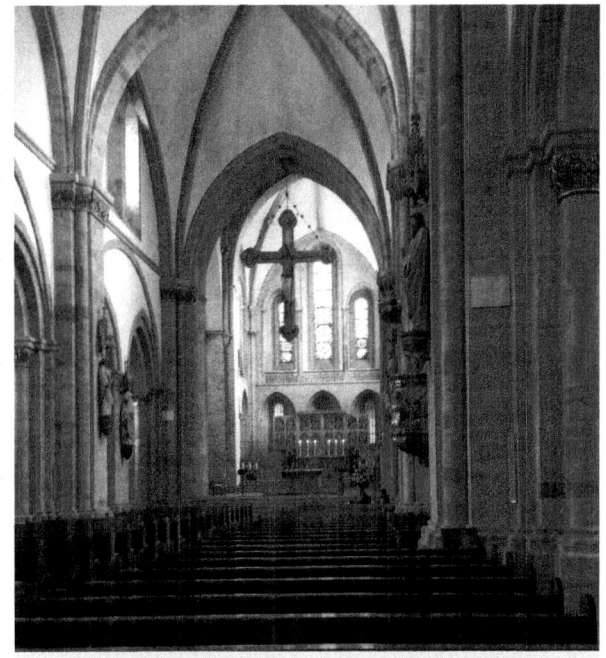

Der Dom zu Osnabrück mit seinem Innenraum aus dem Jahr 1230.

Steine, die vergangenen Jahrhunderte im Raum spüren. Etliche alte Grabplatten (die älteste von 1354) und Epitaphe, auch von Justus Möser, der einen Grundstein für das heutige deutsche Rechtssystem gelegt hat.

So langsam bekamen wir Hunger, daher machten wir einen Schnelldurchgang (Schnelldurchflug) durch's alte Rathaus gleich nebenan, dann ging eine Odyssee hin und zurück durch Osnabrücks Straßen auf der Suche nach einem geeigneten Restaurant los, in deren Verlauf wir ein Gruppenmitglied auf der (bei) Nordsee verloren, ehe wir dann einen arabischen Imbiss fanden und es uns dort gut gehen ließen.

Der Rückweg zum Hauptbahnhof war gemütlich, am Ende vorbei an den typischen Schmuddelläden in Bahnhofsnähe, darunter natürlich etliche Spielhallen. Noch ein kleines Plauderstündchen, ein kleiner Streit und dann ging's auf den Rückweg. Abends endlich die Telefonate mit Gisela und dann war der Montag vorbei.

Der Dienstag fing wie gewohnt mit einer Gruppenstunde an. Drei Gruppenmitglieder beenden in dieser Woche ihre Therapie, daher gab es eine Mammutverabschiedungsrunde (ich bin seit neuestem Mitglied in der „Wir-schreiben-ohne-Binde-Striche-Gruppe"), die länger dauerte als geplant.

Ich sagte, was in meinen Augen schon erreicht wurde und gab Hinweise, worauf der Einzelne noch zu achten hätte. Es gab Umarmungen und manchmal etwas Wehmut. Und das ist ein gutes Zeichen. Die drei gaben anschließend in der TZG noch Kaffee und Kuchen aus, Horst Schwennen war natürlich auch dabei, und es herrschte eine angenehme Abschiedsstimmung.

Nach dem Mittagessen hatte ich noch Autogenes Training - Ich bin ganz ruhig, Beine und Arme schwer, Kai wundert sich über sich selbst: „Das funktioniert ja?"

An dem Dienstag bin ich sehr beschäftigt gewesen mit der Frage, ob ich die Therapie verlängere. Ich habe es noch öfter mit Gisela am Telefon besprochen. Das Ergebnis kennt Ihr ja inzwischen. Es ist gut.

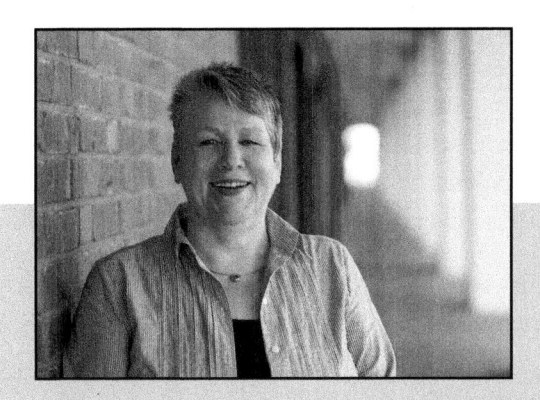

Der Psychologe, bei dem ich einen Termin bekam, war genau wie für mich gemacht.

Die Kernsätze, die ich aus den Gesprächen mit ihm habe:

Befreien sie sich von der Sucht, es ist die Sucht ihres Mannes.

Was tut ihnen jetzt gut?

Gibt es außer ihrem Mann Menschen, die ihnen wichtig sind?

Verwöhnen sie sich und nehmen sie sich selber wichtig.

Schauen sie nach vorn und nicht zurück.

Die akute Zeit war auch die Vorweihnachtszeit. Alle bereiteten die Weihnachtsfeiertage und entsprechend schöne Dinge vor und ich hatte alle Hände voll damit zu tun noch zu retten, was zu retten war. Die Nächte waren heftig, ich schlief wenig, funktionierte aber dennoch ganz gut.

In der ersten Zeit schneite es recht regelmäßig. Zuerst dachte ich, dass jetzt auch noch, aber dann nahm ich es sportlich und nutzte diese Anforderung, vor dem Haus die Straße zu fegen und die Auffahrt freizuschaufeln als Mun-

Intime Herzlichkeit und Kölner Grüße

Dienstag, 23. August

Am Mittwoch verließen uns Udo und ein weiteres Gruppenmitglied, es gab auch jetzt ganz rührende Abschiede. Fast drei Monate waren wir zusammen in einer Gruppe, haben sehr viel, sehr Intimes voneinander erfahren. So was bildet einen gewissen Zusammenhalt. So was tut gut. Da fallen die Abschiede verständlicherweise schwer.

Udo hatte mir aus Köln nach seiner Ankunft auch gleich eine SMS geschrieben, er sei gut angekommen, hätte schon eine Gruppenstunde gehabt, es sei alles in Ordnung und ich möge doch bitte die Anderen grüßen.

In der **psychosozialen Aktivgruppe** nachmittags bei Horst Schwennen machten wir eine Aufstellung (Horst Schwennen nennt sie Skulptur). Es gab nur drei Stellvertreter diesmal: für den Patienten, seine Frau und die Flasche (Jägermeister! Haben die sich bisher nicht dumm und dämlich verdient an Säufern? Ich jedenfalls habe denen damals mindestens ein Ferienhaus finanziert, schätze ich mal).

Mehr dazu schreiben möchte ich nicht, es war aber sehr aufschlussreich und auch etwas überraschend. Aber das ist meistens so in der Aktivgruppe. **Zu Anfang sehen die Dinge anders aus, als sie dann wirklich sind. Reduzierung auf das Wesentliche, sozusagen.**

Vom anschließenden Aquajogging schreibe ich nicht, aber davon, dass ich einen neuen Zimmergenossen bekam, einen lieben, sehr rücksichtsvollen Mann. Es ist faszinierend für mich, dass ich hier einmal ganz neu war, sehr unsicher, was mich erwartet, aufgeregt …

Das neue Gruppenmitglied - er heißt hier Albert - stellte sich in der Gruppenstunde am Donnerstag dann auch vor, nachdem wir alle etwas über uns gesagt hatten. Das ist nicht nur gut für den neuen Kollegen, sondern hilft einem selbst auch immer, sich noch einmal darüber klar zu werden, wer und wie man ist. Klingt komisch, is' aber so!

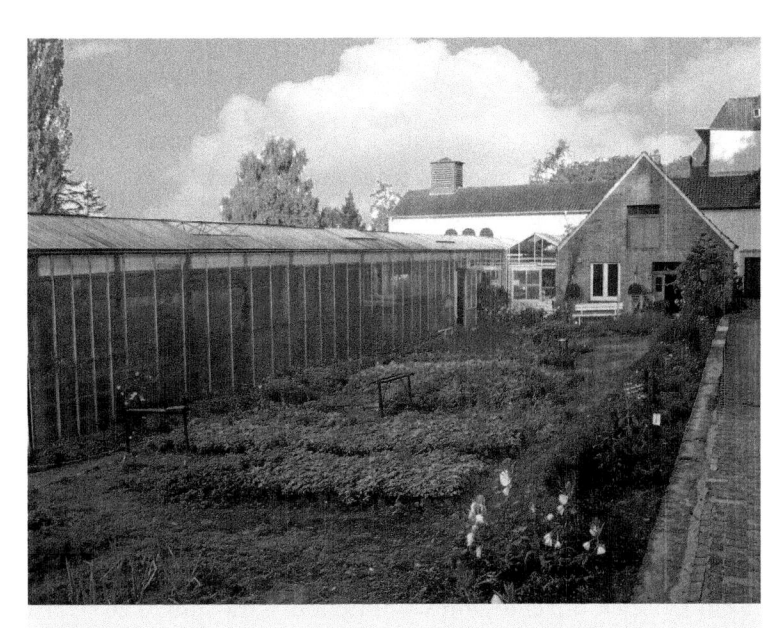

Zwischen Kirche und Sportplatz liegt die Gärtnerei.

Ein lieber Mitpatient verließ uns dann am Donnerstag. Ich sagte ihm liebevoll „Du kleiner blöder Doofmann, pass' auf Dich auf!" - und dann war auch er weg. Da waren's nur noch sechs ... doch schon abends war wieder der erste Kontakt zu ihm über Facebook hergestellt.

Also wenn Facebook zu etwas gut ist, dann um in Kontakt zu bleiben mit ehemaligen Mitpatienten. (Ich habe übrigens nach der Therapie eine Gruppe auf Facebook für ehemalige Patienten des Marienstiftes gegründet. Diese Gruppe ist für die Öffentlichkeit nicht sichtbar und wird von mir administriert.)(Ich vermute, dass weiß die Klinik nicht. Das müsste ich noch mal bekannt machen.)

Auch in der Musiktherapie gibt es stets eine Verabschiedung. Und es war David, für den wir den Buchstaben seines Vornamens entsprechend passende Begriffe suchten, um ihn dezent auf Schwachstellen hinzuweisen und ihm gleichzeitig Mut zu machen für die Zeit nach der Therapie. Es war Davids letzte Musiktherapiestunde, da er uns am darauffolgenden Montag verlassen hat.

Wir sind ehrlich bei den Verabschiedungen, es gibt kein Drumherum-Gerede, dafür Kritik, die manchmal weh tun kann, aber wir sagen auch stets Aufbauendes und Mutmachendes. Und natürlich – die Umarmung gab's auch wieder.

Mein Lieblingsstreithahn und ich waren ziemlich gerührt. Der Freitag brachte daneben aber auch noch Kreativtherapie, Aktivgruppe, Aquajogging und das zweite Angehörigengespräch, in meinem Fall natürlich mit Gisela. Direkt nach dem Abendbrot (Anwesenheit ist Pflicht) wartete sie schon auf mich und wir fuhren ins Dorf, um in Ruhe miteinander zu reden, ehe wir um 20.15 Uhr zu Horst Schwennen ins Büro gingen.

Ich werde hier nicht über den Inhalt berichten, aber es war eine derart ermutigende, aufbauende, positive Gesprächsrunde - **damit habe ich in der Stärke nicht gerechnet.**

Horst Schwennens hintergründiger Humor und seine Herzlichkeit taten ein Übriges, um eine sehr wohltuende Atmosphäre zu schaffen. (Genug, gleich werde ich euphorisch ...)

Ich würde hier jetzt am liebsten fünfzehn Seiten über Gisela und ihre Art schreiben, über ihren Charakter, ihr Verständnis und Konsequenz - aber es ist mein Suchtbericht und es geht nicht um sie. Ich mache mich öffentlich und nicht sie. Leider.

Doch wer die Berichte bisher verfolgt hat, weiß, wie sie ist und was für eine Ausnahmeerscheinung.

Gruppenstunden und ein vermaledeiter Satz

Mittwoch, 24. August

Da hört man gelegentlich in den Gruppenstunden einen bestimmten Satz zum Thema Glücksspielsucht oder Sucht allgemein, merkt sich den mit der Überlegung, „Musst Du unbedingt im Suchtblog erwähnen!", brabbelt ihn sich in Gedanken andauernd vor und am nächsten Tag sitzt man nach dem Ergometer mit Musikunterstützung durch Emerson, Lake & Palmer leicht verschwitzt nach der zweiten Zigarette des Tages mit noch viel freier Zeit bis zum Mittagessen und dem vorherigen Schauen in termacher und meinen Frühsport. Ich wollte nicht in die Schiene kommen, mir für jeden noch so alltäglichen Kleinkram leid zu tun.

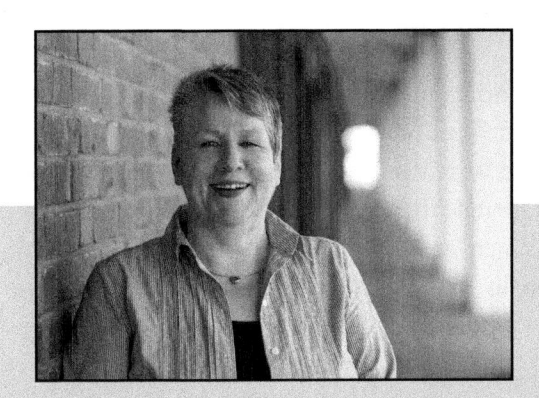

Kai war fünf Wochen vollstationär in der Klinik und begann danach fünf Wochen tagsüber in die Klinik zu gehen und die Nächte zuhause zu verbringen. Wir fuhren morgens zusammen los, ich setzte Kai an der Klinik ab und holte ihn meistens am Abend aus der Klinik oder aus Vegesack ab, wenn er dort in einer Einrichtung Gespräche hatte.

Montags gab es eine Motivationsgruppe, die einer Langzeittherapie vorgeschaltet wird, um den Kandidaten auf den Zahn zu fühlen. Anfang März wurde der Antrag auf Langzeittherapie gestellt.

Außerdem hatte Kai eine Selbsthilfegruppe gefunden, diese Gruppe traf sich auch in Bremen-Vegesack am Donnerstagabend. „Gemeinsam gegen Glücksspielsucht" war ihr Name.

Für Kai gab es durch die Suche im Internet eine Wunschklinik. Fachklinik St. Marienstift Neuenkirchen/Vörden.

Der Themenkatalog umfasste:

      Konfliktbewältigung

      Suchtakzeptanz

das Postfach vor dem Laptop, möchte gerade einen neuen Artikel über den Start dieser Woche in der Suchtklinik beginnen und ärgert sich die Nase schwarz, dass einem dieser vermaledeite Satz einfach nicht mehr in den Sinn kommt. (Wobei wir aber nicht wieder bei der allgemeinen Sinnfrage wären.)

Am Montag beendete mein Mitpatient David seine Suchttherapie nach 15 Wochen hier im St. Marienstift, vorher besuchte er noch die Gruppenstunde am Montagmorgen. Wir verabschiedeten ihn nach dem altbewährten Muster: einen Stuhl nehmen, mich vor ihn setzen und ihm sagen, was ich über ihn denke, wie ich ihn erlebt habe, wie er sich in der Therapiezeit verändert hat, ob er noch süchtiges Verhalten zeigt, wo ich Gefahren für ihn sehe, woran er noch arbeiten könnte. Danach erwiderte er dann seine Gedanken über mich.

Ich merkte, dass es ihm sehr wichtig war, wie ich ihn sehe, er war gerührt und mir ging es ebenso. Ich habe ihn dreizehn Wochen erlebt, manchmal auch erlitten – und das sagte ich ihm.

Ich weiß viel über ihn, schließlich habe ich ihn für den Suchtblog interviewt, und ich kenne seine Sensibilität, die er stets mit Lautstärke überspielt.

> *David, Du wirst dies hier lesen, das weiß ich: Ich wünsche Dir alles Gute! (Auch David sollte von Rückfällen nicht verschont bleiben. Das weiß ich heute. Aber so ist nun einmal die Sucht. Allerdings ist er vorbildlich und bleibt nicht liegen, wenn er hingefallen ist, sondern steht wieder auf, unter Jammern und in Selbstmitleid zwar, aber:* **Er steht wieder auf.** *Darauf kommt es an.)*

Nach dem Mittagessen ging ich wieder aufs Fahrrad und anschließend zur Sporttherapie. Volleyball in der Sonne, dumme freche Sprüche, viel Lachen und einfach gute Laune, hin- und herrennen, schwitzen, anfeuern. Das könnte ich fünfmal die Woche machen. Gleich danach Blitzdusche und wieder Gruppenstunde.

Thema war ein Mitpatient und die Frage, ob er einem bestimmten Menschen etwas über seine Sucht sagen sollte. Die Lösung liegt nicht nahe, so einfach ist das nicht. Es gibt da einiges zu bedenken.

Schließlich wurde in einem Rollenspiel am nächsten Tag, Dienstag, in der morgendlichen Gruppenstunde diese mögliche Situation erprobt, allerdings nicht zur Zufriedenheit des Mitpatienten. Wir werden da noch weitermachen, in der kommenden Gruppenstunde am Donnerstag. (So ~~Gott der Himmel das Universum Mutter Erde Kai~~ ach keine Ahnung will.)

In der TZG (was war das noch?) ging es weiter mit dem Thema, aber auch ein paar organisatorische Fragen wurden besprochen. Am Nachmittag blieb dann nur noch das Autogene Training, sitzend, entspannt, mit nur vier Teilnehmern, und doch wirkungsvoll, merkwürdigerweise ...

Den Abend verbrachte ich wieder allein auf dem Zimmer mit Schreiben. Mein Zimmergenosse ist einen Raum weiter gezogen. Wir hatten zwei leere Patientenzimmer zur Verfügung und alleine ist natürlich angenehmer. Da lässt es sich auch leichter weil ungestörter mit Gisela telefonieren und ihr vom Tag berichten.

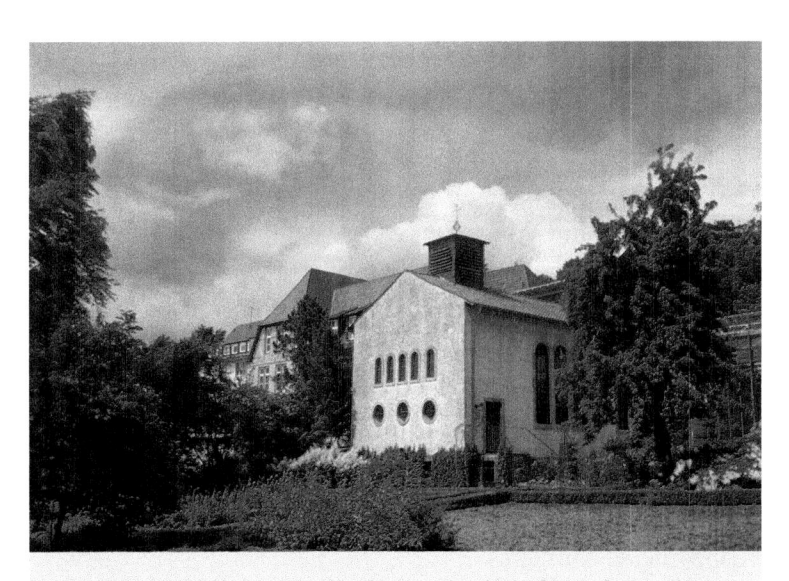

Die Klinik vom Gärtnereigelände aus gesehen. Sieht drohender aus, als es ist.

Immer wenn er in den Spiegel schaute ...

Donnerstag, 25. August

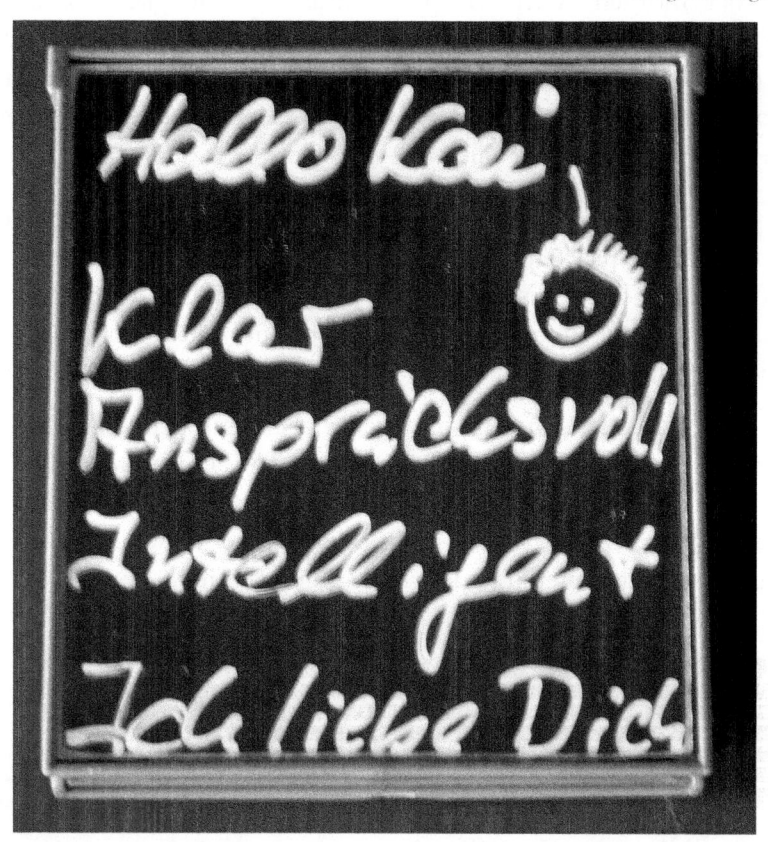

Nun übe ich mich ja schon seit längerem, mir morgens keine Gedankengiftspritze mehr zu setzen, wie es mir auch mein Co-Therapeut Walter Maronde schon einmal empfohlen hatte, und manchmal klappt das auch. Dann begrüße ich mich im Spiegel und höre von dem Gegenüber ganz nette Sachen, ich sei in Ordnung, so wie ich sei, hätte ja schon ein paar Ziele erreicht und all' so'n Zeugs. Manchmal mache ich das, manchmal klappt das.

Doch das hat sich seit dem Wochenende abrupt geändert. Denn meine Gisela schenkte mir jetzt meinen ganz persönlichen Spiegel, den ich jederzeit und überall zur Hand nehmen kann, einen Klappspiegel nämlich.

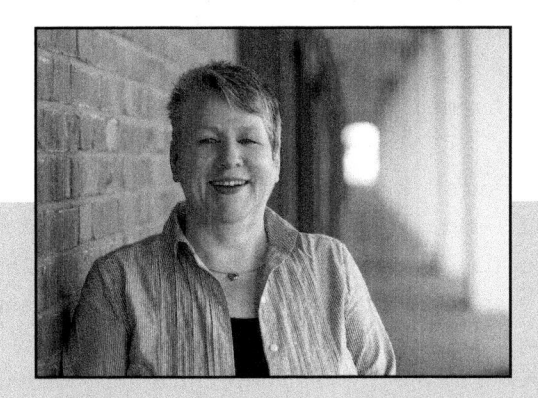

Psychosoziale Aktivgruppe

Selbstsicherheitstraining

Kommunikation

Ergo-, Musik- und Sporttherapie

Gruppen- und Einzelgespräche

.... diese Dinge überzeugten Kai, dort richtig zu sein und endlich der Ursache seiner Sucht auf die Spur zu kommen.

Inzwischen konnte ich der Zeit etwas entspannter entgegensehen, weil ich merkte, wie sich einiges veränderte. Wir redeten unendlich viel miteinander. Kai war, so wie er es sich vorgenommen hatte, absolut ehrlich.

Irgendwie klingt es komisch, mir ist vorher nicht aufgefallen, dass Kai mir nie etwas Negatives von sich erzählt hat. Ich hätte Stein und Bein geschworen, dass alles in Ordnung war und ist.

Ich hatte keinen Verdacht und wäre niemals darauf gekommen, dass Kai etwas komplett ausblendete, noch auf die Möglichkeit, dass mir etwas völlig entgeht.

Übrigens stand damals der PC von Kai unterm Dach, so konnte er auch ungestört spielen und mir sagen, er müsste nochmal seine E-Mails checken oder so.

> *Und was soll ich Euch sagen? Es ist ein Spiegel, der sprechen kann. Er sagt mir, ich sei klar, anspruchsvoll und intelligent! Aus den Buchstaben meines Vornamens zusammengesetzt. Einfach grandios! Wann immer ich zukünftig eine Ration Zuspruch und Mutmachung-Forte benötige, werde ich einfach den Spiegel herausnehmen, draufschauen - und schon werde ich stark sein.*

Nun, vielleicht nicht so stark wie Clark Kent mit seinem Superschweißblick oder Bruce Wayne, der so eine komische Fledermausmütze tragen muss, aber immerhin auch nicht so merkwürdig wie Stanley Beamish (im Gegensatz zu ihm kann ich den Spiegel unbegrenzt oft einsetzen, während er pro Tag ja nur eine große und zwei kleine Superpillen einnehmen durfte.)(Weiß eigentlich IRGENDJEMAND, worüber ich gerade rede?)(Im übrigen: In einer Suchtklinik von Superpillen zu schreiben, hat einen interessanten Beigeschmack.)

Ich bin derartig begeistert über dieses Geschenk von Gisela, ich kann es kaum in Worte fassen.

Der Mittwoch und der Donnerstag heute vergingen wie im Flug. Ich hatte wie immer meine Ergometerrunden, wie immer mit guter Musikunterstützung, und gestern eine weitere Aktivgruppe bei Horst Schwennen mit einem interessanten Thema und einer Erkenntnis, die nicht so leicht zu verdauen ist. Ich möchte das hier jetzt nicht erläutern, nur soviel: es war unerwartet und - keine Ahnung - aufbauend, ermutigend, das Ego fördernd? Irgendwas dazwischen und irgendwie sehr angenehm.

Ich war gestern sage und schreibe 13 Wochen hier in der Suchtklinik, 13 Wochen Therapie wegen meiner Spielsucht in Verbindung mit meiner Alkoholsucht.

Und ich kann nur eines sagen: es war eine sehr wertvolle Zeit bisher, ich habe einiges entdeckt, wichtige Punkte über mich und meine Weltsicht herausgefunden. Es hat sich gelohnt. Wichtig war, dass ich Gisela stets in allen Einzelheiten über mich und meine Erfahrungen hier in Kenntnis gesetzt habe. Nur deshalb konnte sie mir z.B. ein so intelligentes Geschenk machen. Weil sie wusste, was ich hier denke und übe. Wichtig war ihre Unterstützung. Ohne sie hätte ich hier nichts gerissen.

Meine Pokerrunde und andere REHA-Maßnahmen

Dienstag, 30. August

Zwei herzliche Umarmungen waren mein Willkommen hier in der Fachklinik St. Marienstift Dammer Berge in Neuenkirchen - offiziell auch Ballerburg genannt oder Trockendock - gestern Abend, als ich von einem verlängerten Wochenende wiederkam, von meiner letzten Wochenendheimfahrt in meiner Therapie übrigens, denn das Wochenende vor der Entlassung ist intelligenterweise Anwesenheitspflicht hier in der Suchtklinik.

Meine Gruppe hat diese Woche wieder einmal Schwimmbadaufsicht (Bademeister Kai gab es schon einmal) und nachdem ich gestern Abend mich erst bei der Krankenpflege zurückgemeldet hatte - nach jeder Heimfahrt muss man pusten, was ich täglich tun könnte, weil ich das Ergebnis „0,00" so gerne auf dem Display betrachte - ging ich ins Schwimmbadbüro und begrüßte zwei Gruppenkollegen mit dicken Umarmungen.

Zwei Stunden saßen wir zusammen und berichteten uns von den letzten Tagen, machten Quatsch und sprachen auch ernsthaft über unsere Sucht.

Am Freitag hatte ich schon früh den Zug nach Bremen genommen, um einen Termin auf der Station P2 (Psychiatrisches Behandlungszentrum Bremen-Nord) mit meiner Psychologin wahrzunehmen, der mich ziemlich enttäuschte, weil die Zeit für das Gespräch zu knapp bemessen war.

Ich hatte mir mehr erhofft, aber wenigstens gibt es einen neuen Termin nach meiner Therapiezeit hier, um die Fragen zu klären, über die ich Auskunft haben wollte. Dort werde ich auch meine ambulante Nachbehandlung wahrnehmen. Ich weiß noch nicht genau, wie das ablaufen wird, ich glaube, es wird einmal die Woche eine Gruppenstunde stattfinden und alle zwei Wochen ein

Einzelgespräch (und ich hoffe, es wird kein Gesprächchen).

Am Wochenende war ich bei einem Mitglied meiner Selbsthilfegruppe zum Geburtstagsvorbereitungsgrillen, wobei wir kaum über das Thema Spielsucht und Therapie sprachen, irgendwann braucht man auch eine Pause. Es war halt ein typisches Wir-feiern-in-den-Geburtstag-rein-Treffen und ich lernte einige nette Menschen kennen. Sonntag hatten Gisela und ich zwei befreundete Ehepaare zum Brunch geladen. Auch hier war die Begrüßung nach so langer Zeit außerordentlich herzlich.

Ich finde es ja ein bisschen peinlich, das zu schreiben, aber es war ihnen anzumerken, wie wahnsinnig sie sich gefreut haben, mich zu sehen. Das hat mir ziemlich gut getan. Mit ihnen hatte ich lange Zeit regelmäßig gepokert, aber es ging nicht um Geld und sie hatten überhaupt keine Ahnung, dass ich schon spielsüchtig war.

Auch sie sind dann später aus allen Wolken gefallen. Und sie wollten auch am Sonntag von der Therapie und den Erkenntnissen daraus hören, sie waren echt interessiert. Wir werden unsere Treffen wieder aufnehmen, doch statt zu pokern werden wir eben gemeinsam ins Kino gehen oder anderes unternehmen. (Inzwischen sind diese Treffen leider eingeschlafen. Vielleicht werden wir sie ja noch einmal aufnehmen.)

Montag hatte ich noch einen Termin beim Arbeitsamt, um eine berufliche Neuorientierung zu klären (oder eher: erst mal Möglichkeiten zu sondieren) und dann fuhr ich wieder in ~~einer überfüllten Straßenbahn~~ einem Zug zurück nach Neuenkirchen.

Mein Therapieplan für die letzen Tage hier ist ziemlich ausgedünnt, so hatte ich heute nur einmal Gruppenstunde. Zu meiner Überraschung aber gab es nicht nur die Verabschiedung eines Gruppenmitgliedes, das uns Mittwoch verlassen wird. Gestern in der Musiktherapie wurde auch ich verabschiedet, in Abwesenheit, denn für die nächste Zeit wird die Musiktherapie ausfallen und so hat die Gruppe die Stunde gestern auch dazu genutzt, mich zu verabschieden.

Wie das eigentlich läuft, wisst Ihr treuen Leser ja: der zu Verabschiedende wird aus dem Raum gebeten, die Gruppe schreibt

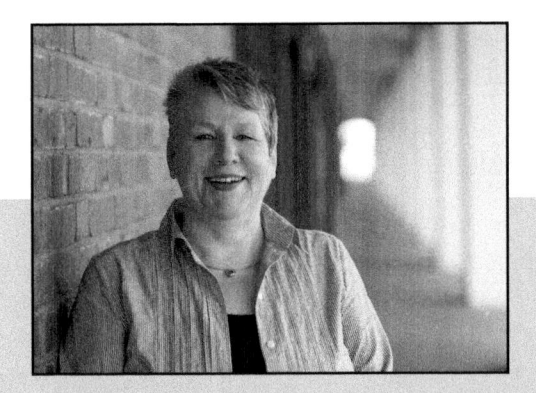

Für die Entscheidung, ob die Therapie stationär oder ambulant stattfinden soll, hatte sich eine Versicherung von Kai aus der Zeit der Selbständigkeit als Segen herausgestellt. Es ging uns nicht gerade gut, aber wir mussten auch nicht überlegen, dass eine Therapie finanziell gar nicht möglich ist, weil Kai sofort wieder Geld verdienen musste.

Auch für mich fühlte es sich gut an, wenn Kai von der Langzeittherapie sprach. Mein Bild dazu war: Kai tut etwas für sich und gegen seine Sucht, hat dafür einen geschützten Rahmen und hoffentlich die Chance darauf „sich auf die Schliche zu kommen".

Ich komme gut klar, wenn ich allein bin und kann es gut mit mir aushalten. Ich hatte sogar ein Bedürfnis nach Zeit nur für mich, nach Ruhe und der Chance meine Wunden wahrzunehmen und zu pflegen.

Keine Frage, ich liebe Kai, aber ich hasse die Sucht und das, was sie aus uns und unserem Leben und aus mir gemacht hat.

Zu dem Zeitpunkt bin ich 52 Jahre alt, habe schon mehrmals von vorne begonnen, dazu bin ich dieses mal noch gezwungen. Für ein weiteres Mal werde ich keine Kraft mehr haben und auch nicht aufbringen wollen.

Worauf warte ich denn. Ich will glücklich sein, mein Leben

seinen Vornamen auf ein großes Blatt Papier und sammelt dann Begriffe passend zu den Buchstaben. In der Gruppenstunde heute morgen wurde mir dann das Ergebnis für mich vorgestellt und überreicht.

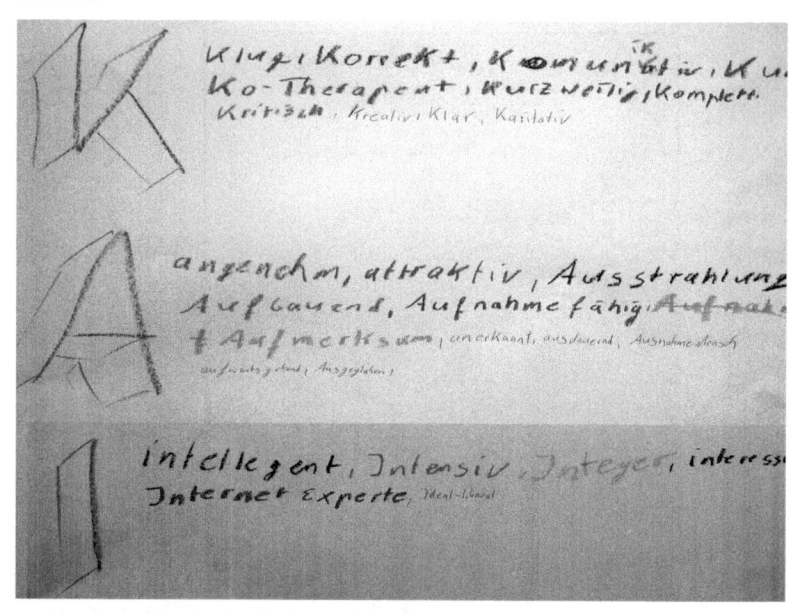

> K: Klug, Korrekt, Kommunikativ, Ku..., Ko-Therapeut, Kurzweilig, Komplett, Kritisch, Kreativ, Klar, Karitativ
>
> A: angenehm, attraktiv, Ausstrahlung, Aufbauend, Aufnahmefähig, Aufnah..., Aufmerksam, anerkannt, ausdauernd, Ausnahmemensch, ausgleichend, Ausgeglichen,
>
> I: intellegent, Intensiv, Integer, interessi..., Internet Experte, Ideal-liberal

Ich war ziemlich erstaunt, dass nicht ein einziges negatives Wort vorkam. Es sind alles nur positive Adjektive. Das schmeichelt mir. Und HA! - ich bin sogar attraktiv!, klug, korrekt, Kumpel, Ko-Therapeut, kurzweilig, kommunikativ, komplett, kritisch, kreativ, karitativ, angenehm, attraktiv, Ausstrahlung, aufbauend, aufnahmefähig, aufmerksam, anerkannt, ausdauernd, Ausnahmemensch, ausgeglichen, intelligent, intensiv, integer, interessiert, Internetexperte, ideal-liberal - Ja, doch: es gefällt mir!

Der Rest des Tages war frei für mich, ich habe geschrieben und unter dem Gestank der Gülle gelitten, die hier gefühlte vier Stunden lang auf dem Feld versprüht worden ist. Gleich werde ich Gisela anrufen und ihr vom Tag erzählen. Es ist die letzte Woche hier. Und das ist gut so.

Der empirisch belegbare Vorteil eines Eisbechers

1. September

Die Suchbegriffe, unter denen dieser Suchblog gefunden wird, sind zuweilen sehr interessant. Heute Nacht gab jemand auf Google ein „spielautomat 2 euro einsatz wann ist das gut?" Hmm ... ich freue ich, dass der- oder diejenige auf meine Seite gekommen ist und ich frage mich, warum wohl eine solche Frage gestellt worden ist.

Ich bin zwar kein Experte für Spielautomaten, denn ich selbst habe meine Spielsucht nur im Internetpoker ausgelebt in der Annahme, Poker sei ja kein Glücksspiel und ich bräuchte nur zu lernen, wie man korrekt spielt, dann würde ich auch zumindest langfristig gewinnen.

Aber ich weiß von meinen Mitpatienten, wie es am Spielautomaten zugeht, und kann daher mit Fug und Recht die Antwort auf obige Frage geben: „Es ist nie gut! Nie, unter keinen Umständen, ums Verrecken nicht, absolut und total, garantiert und empirisch belegbar, nach allen Regeln des Lebens, des Universums und der Mutter Erde, nach Allah, Gott, Buddha, Kai Sender und wen es sonst noch so gibt: Es ist nie gut!"

Ich hoffe, das ist jetzt einigermaßen klar geworden. Also spare Dein Geld, gib's den Armen, kauf' Dir ein Eis oder schenke es mir - da hast Du mehr davon!

Gestern, am Mittwoch, gab es für mich nur drei Termine: Ergometertraining morgens und anschließend Abschlussgespräch mit meinem Therapeuten Horst Schwennen. Das war ein besonderer Moment für mich - und für ihn. Ein Rückblick auf die letzten Wochen, eine Beurteilung meines Verhaltens hier und von dem, was ich für mich herausgefunden habe.

Was mich dabei sehr berührt hat, war, dass Horst Schwennen sich bei mir bedankte. Gibt es so was? **Er hätte durch mich auch etwas gelernt.** Wir haben gelacht, ich war einmal kurz vor dem Weinen, es war eine freudige und auch melancholische Abschiedsstimmung.

Ich werde ihn vermissen. Der Mann hat irgendwie von der ersten Stunde an gewusst, wie er mich zu behandeln hat. Sein Vorgehen hat bei mir in den ersten Wochen für Irritationen gesorgt, dann aber kam so langsam die Veränderung in mir selbst, und heute weiß ich, wie gut dieser Weg war.

Ich habe riesengroßes Glück gehabt, ausgerechnet ihn als Therapeuten zu kriegen. Er hat mir nämlich nicht das gegeben, was ich zu Beginn meiner Therapie erwartet hatte. Und dadurch kam ich in die Lage, selbst herauszufinden, wie es für mich weitergeht.

> *Ehrlich gesagt, habe ich immer noch nicht so ganz kapiert, wie er es gemacht hat.*

Ganz abgesehen davon stimmt die Chemie zwischen uns einfach, denn er hat einen herrlichen, intelligenten Humor und eine menschliche Wärme, ein tiefes Verständnis für die Nöte eines Süchtigen, die einem die Grundlage für eine erfolgreiche Therapie geben.

> *Nach meiner Therapie blieben wir in Kontakt, ich schrieb ihm eines Tages eine Kurznachricht, weil bei mir mit der Leitung meiner Selbsthilfegruppe ein paar Fragen aufgekommen waren - ein paar Minuten später rief er an und fragte, „wann kannst Du kommen?"*
>
> *Ich war einige Male bei ihm, er gab mir Supervisionsstunden. Dabei legte er Wert darauf, dass er jetzt nicht mehr mein Therapeut sein könne. „Also wenn Du einen Rückfall hast -* **Ich** *kann Dir nicht helfen!"*
>
> *Er wurde ein Freund. Er wurde krank. Er starb.*
>
> *Ich vermisse ihn.*

Am Nachmittag war ich bei einer Ärztin zur Abschlussuntersuchung. Und das waren dann auch schon die Termine des Mittwochs. Abends kam mein Lieblingstürke von seinen REHA-Tagen zurück und besuchte mich auf meinem Zimmer. Wir genießen und mir möglichst noch viele Orte auf dieser so unendlich schönen Welt anschauen und irgendwann sogar wieder unbeschwerter leben.

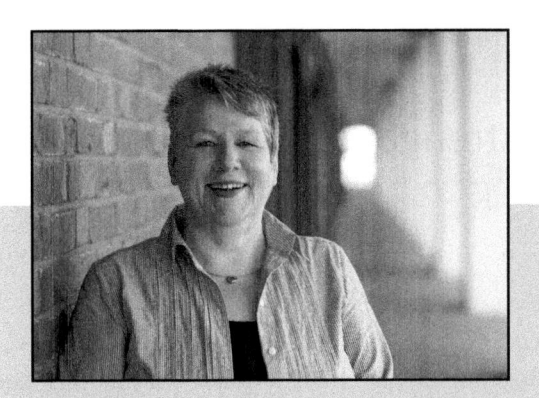

Keiner kann sagen, was wäre ohne diese Suchtverlagerung gekommen, ich weiß es auch nicht.

Es ist nicht nur in Ordnung, sondern für unser Überleben wichtig, wenn wir unsere Energie darauf verwenden, uns diese Verhaltensweisen und Muster anzuschauen, wenn wir aktiv daran arbeiten.

Kai bekam die Bewilligung, in seiner Wunschklinik die Therapie durchzuführen. Der Start der fünfzehn Wochen Therapie war im Mai und ging bis zum Anfang September.

Bei der Recherche nach der Klinik hatte Kai gesehen, dass es kaum Alltagsberichte über die Zeit in einer solchen Einrichtung gibt. So entwickelte sich langsam die Idee, eventuell selber eine Art Tagebuch zu schreiben. Die Idee fand ich gut und Kai hatte auch hier meine volle Unterstützung.

Suchtbericht.de

Ich brachte Kai in die Klinik. Eine Einrichtung ausschließlich für Männer (fand ich natürlich gut:-).

Es war nicht nur ein Abliefern, sondern ich konnte bei den Aufnahmegesprächen zunächst mit einem Therapeuten schnackten lange und intensiv, es war einfach sehr angenehm. Dann telefonierte ich noch mit Gisela, wir tauschten unser Tagesgeschehen aus und freuen uns darauf, bald wieder vereint zu sein. So ist das.

Es geht mir gut! Weitermachen!

And every stranger's face I see, reminds me that I long to be ...

Dienstag, 6. September

Heute, am Vortag meiner Entlassung, hier noch etwas in den Suchtblog zu schreiben, hat schon etwas Merkwürdiges. Heute Nachmittag werde ich meine Sachen aus den Schränken räumen und in den Koffern verstauen. Es sind etliche Dinge hinzugekommen, Bücher etwa, die ich hier in Neuenkirchen im Buchladen gekauft habe (der übrigens keine schlechte Auswahl bietet), Geschenke von Mitpatienten, welche teilweise schon nicht mehr im Hause sind, und ähnliches.

Seit Donnerstag ist meine Stimmung eine Mischung aus leichter Traurigkeit, Melancholie und immenser Freude auf Gisela und das Zuhause. Ich merke, es ist soweit, es reicht jetzt und es war gut, zutiefst befriedigend, diese Therapie hier im St. Marienstift in Neuenkirchen. Jetzt heißt es, Zuhause weiterzumachen.

Wie schreibt der alte Hermann Hesse in seinem **Glasperlenspiel**:

> *Kaum sind wir heimisch einem Lebenskreise*
> *Und traulich eingewohnt, so droht Erschlaffen,*
> *Nur wer bereit zu Aufbruch ist und Reise,*
> *Mag lähmender Gewöhnung sich entraffen.*

Nun, lähmende Gewöhnung hatte ich reichlich durch meine Spielsucht, jetzt geht es weiter. Und ich bin zufrieden mit meiner Entwicklung. Das sagte ich auch am letzten Donnerstag in der Gruppenstunde, als ich Verabschiedung hatte. Es war die für mich letzte Gruppenstunde mit Horst Schwennen, daher wollte ich schon an diesem Termin die Verabschiedung durchführen. Dafür habe ich einen Arbeitsamtstermin verschoben. Die Worte meiner Gruppenkollegen haben mir sehr wohl getan, sie waren aufbauend und ermutigend. Und was ich hörte, stärkte mein Ego, denn es war ausnehmend positiv.

Wie auch das, was mir Horst Schwennen sagte. Es war mir wichtig, dass er dabei war, er war schließlich mein Therapeut, und ich schätze ihn sehr, übrigens seit Anfang meiner Therapie hier.

Er meinte, zwischen mir zu Beginn meiner Therapie und heute lägen Welten, meine Entwicklung sei imposant, dabei hätte ich es ihm in den ersten Wochen schon sehr schwer gemacht, weil ich immer wieder versucht hätte, eine bestimmte Schiene zu fahren, und das sei genau die Schiene gewesen, die er mir verwehrt hätte.

Und dann irgendwann hätte es halt Klick gemacht und ich hätte begonnen, mich zu ändern. Er nannte mir dann noch eine Reihe positiver Eigenschaften, die mich auszeichnen würden. Aber die jetzt hier wiederzugeben, wäre mir dann doch zu peinlich, obwohl ich schon sehr stolz darauf bin.

Vor der Gruppenstunde war der sogenannte REHA-Ausblick, in dem Walter Maronde neben mir noch vier weitere Patienten im Namen der Klinik verabschiedete und uns dabei nach unseren Eindrücken fragte, nach dem Positiven unseres Aufenthalts und natürlich auch nach den Dingen, die noch verbessert werden könnten. Unisono fanden wir bei letzterem, dass das Benehmen der Patienten allgemein auf einem nicht gerade hohen Niveau sei.

Donnerstag war ich abends mit einem Gruppenkollegen mit Norbert in Damme verabredet, wir aßen in einem italienischen Restaurant und erzählten uns gegenseitig unsere Neuigkeiten. Ich hoffe, dass Norbert über die letzten Entwicklungen noch etwas schreiben wird, denn es ist sehr spannend, was sich bei ihm alles ereignet. Und ich bin stolz auf ihn.

Am Freitag stand für mich nur Kreativ- und Gestaltungstherapie auf dem Plan, es geht halt dem Ende zu. Den Rest des Tages habe ich an anderen Internetprojekten gebastelt. Der Sonnabend und Sonntag sahen reinste Faulheit. Am letzten Wochenende besteht für die Patienten hier ja Anwesenheitspflicht und ich habe nicht viel mehr getan als zu spazieren, lesen, dösen und mich mit meinen Gruppenkollegen zu unterhalten, besonders mit meinem Lieblingsausländer Ergun.. Unsere Gruppe hatte Schwimmbadaufsicht er und ich besuchten uns abwechselnd bei unseren Diensten und schnackten stundenlang.

Ach ja, und am Morgen waren wir noch im Dorf, kauften ein und waren dann noch im Café. Oft habe ich mit Gisela telefoniert, die Vorfreude auf die Entlassung war permanent spürbar. Es gäbe hier so vieles zu sagen über Gisela, ich würde am liebsten aller Welt ein paar Worte über meine Frau mitteilen, aber sie hat mich gebeten, das nicht zu tun. Eines ist klar: Ohne sie ginge gar nichts.

Der Montag brachte neben der morgendlichen Gruppenstunde, in der ich mich noch von Walter Maronde verabschiedete - der alte Haudegen ist seit über einem Vierteljahrhundert hier in der Suchtklinik tätig und er hat ein großes Herz, er hat mir einige sehr wichtige Ratschläge gegeben, darüber hinaus hat er keinen Beruf, sondern eine Berufung - nachmittags noch die letzte Stunde Sporttherapie, in der wir auf meinen Wunsch noch einmal Volleyball spielten. Und wieder einmal war es extrem albern und machte mir enormen Spaß, vor allem, weil ich so gut war! :-)

Anschließend in der Gruppenstunde stellte Ergun des Rest seines Lebensbildes vor. Und nach dem Abendbrot gingen wir bowlen, wo ich doch tatsächlich mal wieder mitspielte und auch eine Runde gewann. (Wenn man ... hüstel hüstel ... ein paar Strikes wirft ... ähem ... ist das ja alles kein Problem!)

Heute morgen war wieder Gruppenstunde, diesmal mit einem anderen Therapeuten, der nicht so oft anwesend ist. Auch von ihm verabschiedete ich mich, auch er fand eine Beurteilung über mich, die mir gefallen hat, sehr gefallen!

Zwischendurch kam eine befreundete Gruppe hinein, um mich zu verabschieden, und auch das hat mir sehr gut getan. Was ich auch noch besonders gelungen fand: vor Beginn der Gruppenstunde schaute Martin Bietendorf herein und wünschte mir alles Gute. Hah! Das war mal wieder typisch für ihn!

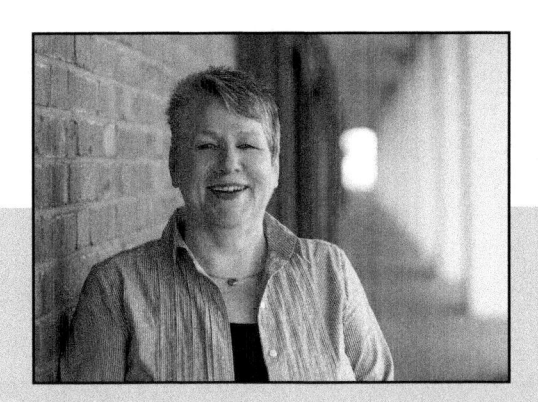

und dann mit einem Arzt anwesend sein. Das Haus wurde erklärt und auch das Zimmer, in das Kai kam, war schon klar, so konnten wir die Sachen von Kai gleich dort hin bringen und wir lernten auch gleich seinen Mitbewohner kennen.

Es war ein sonniger Tag, der Heimweg war komisch. Wir verabredeten später zu telefonieren und so fing für uns beide eine sehr wichtige Zeit an.

Der Anruf am ersten Abend bzw. noch fast Nachmittag war heftig. Kai hat eine Situation mitbekommen, wie einer seiner Mitpatienten sehr von einem anderen Patienten beschimpft wurde und diese Boshaftigkeit hat ihn echt überrascht.

Durch den Suchtbericht hatte ich ein sehr gutes „Barometer" und ich genoss es zu merken, wie intensiv Kai sich mit allem auseinandersetzte.

Ich habe die Zeit für mich genutzt. Mein Alltag lief ja auch weiter, mit allen Anforderungen etc.

Mir war noch über viele Monate anzumerken, dass ich in meinen Grundfesten erschüttert war.

In der anschließenden TZG ließen wir einen Gruppenkollegen über sich erzählen, da ist noch soviel, was raus muss, er ist noch so voll von Eindrücken und Erlebnissen. Sein Reden war sehr sprunghaft. Und selbst, wenn wir anderen manchmal nicht folgen konnten, war es gut so, dass er die Gelegenheit zum Sprechen nutzen konnte. Er ist sehr lieb und meistens etwas unsortiert. Aber ich denke, das wird sich geben.

Und jetzt sitze ich hier, mein letzter Nachmittag in der Langzeittherapie. Jetzt werde ich meine Sachen packen. Und morgen dann geht es zurück zu Gisela. Ich habe in meinem Outlook für morgen seit Monaten einen Termin stehen.

Darin habe ich geschrieben **„Wie wird es sein? Ist es besser?"**

Das kann ich nur bejahen.

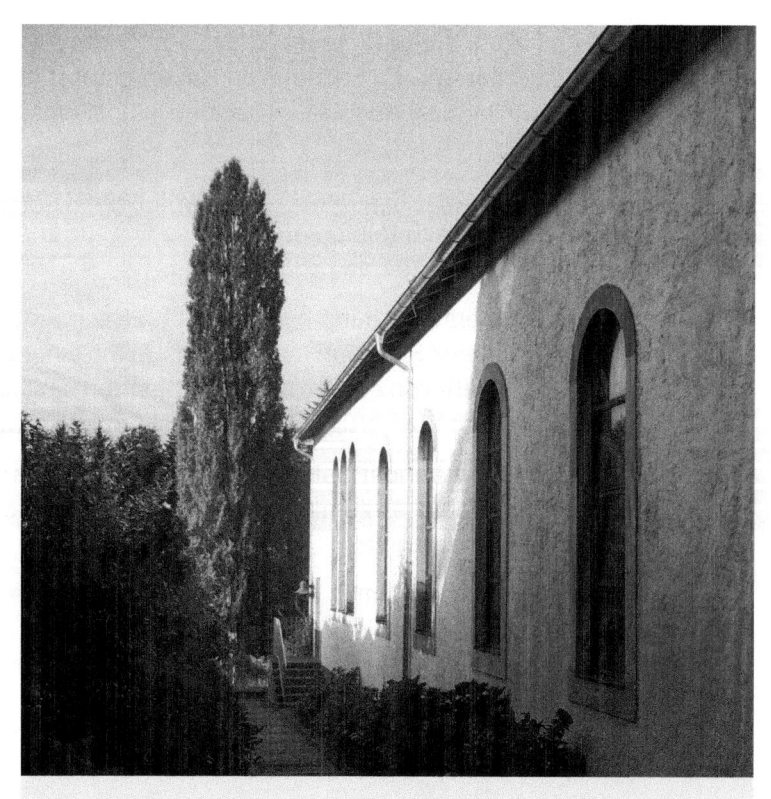

Noch einmal um die Klinik gehen. Das wars dann.

Das war's!

Mittwoch, 7. September

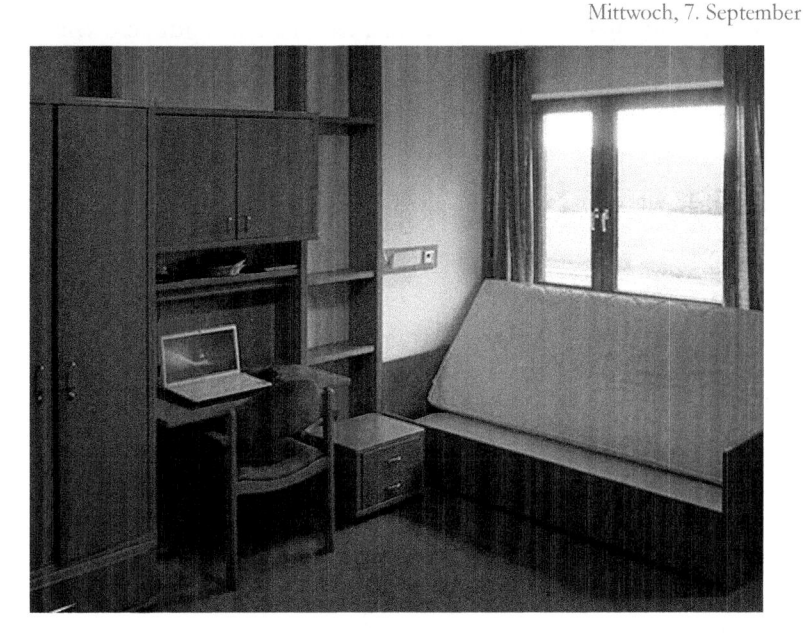

Die Sachen sind gepackt, das Zimmer ist fast leergeräumt, Bett ist abgezogen ... heute morgen das letzte mal Frühstück in der Suchtklinik, die letzten Verabschiedungen, noch zwei Unterschriften abgeholt, und nun sitze ich hier, schreibe die letzten Zeilen in der Klinik.

Gleich werde ich meine Schlüssel abgeben, die Internetkarte und die Wasserflasche, gleich werde ich noch die letzten zwei Unterschriften holen und dann werde ich im Foyer sitzen, vor meinen vielen gepackten Taschen und Koffern, in den Zeitschriften blättern und auf Gisela warten. Ab und an wird jemand vorbeikommen, von dem ich mich dann verabschieden werde.

Um 10.00 Uhr werde ich noch einmal kurz bei Horst Schwennen vorbeisehen und dann wird es das gewesen sein: Meine Langzeittherapie in der Suchtklinik wird dann beendet sein, 15 Wochen, die mir wie drei Wochen vorkommen, so schnell ist alles gegangen, so viel Unerwartetes ist geschehen und entdeckt worden, so viel Erwartetes hat sich nicht erfüllt.

Das nächste mal werde ich erst wieder zum Ehemaligentreffen

hier sein, mit Gisela, im nächsten Juni, und ich werde meine Mitpatienten wiedersehen und meine Therapeuten. Wie wird es dann sein? Ich gehe stark davon aus, dass es dann gut sein wird.

Mit meinem neuen Selbstbewusstsein kann ich das so sehen.

Ich bin wieder hier, in meinem Revier

Mittwoch, 14. September

Eine Woche ist es nun her, dass ich die Suchtklinik verlassen habe. Der Abschied war bewegend, weil mein Gefühlsleben schwankte zwischen Traurigkeit, Melancholie und größter Freude auf Gisela, mein Zuhause und mein normales Leben. Mein Lieblingstürke hatte mir ein einfach grandioses Geschenk gemacht, das mir sehr viel bedeutet.

Das Nachhausekommen war grandios, das Haus war festlich geschmückt, das Willkommen war überwältigend!

Gleich der Donnerstag brachte mir abends zum ersten Mal seit langem wieder die Gruppenstunde meiner Selbsthilfegruppe GGG - Gemeinsam gegen Glücksspielsucht. Und was soll ich sagen? Die Jungs haben mich erwischt: als ich ankam, fand ich den Tisch reich gedeckt vor, Kuchen, Torte, Kerzen und vieles mehr. Sie haben sich sehr auf mich gefreut und waren sehr neugierig. Was hat der Kerl aus seiner Therapie zu berichten? Wie lief das da ab? Was passiert eigentlich in einer Langzeittherapie?

Nun, fast eineinhalb Stunden habe ich von der Klinik erzählt, ich hatte mich zwar nicht darauf vorbereitet, aber es sprudelte quasi aus mir heraus und es war einfach gut.

Dann arbeiteten wir noch am Thema Schlüsselreize bei Glücksspielsucht und ich war beeindruckt, was die Jungs ausgearbeitet hatten ...

Am Freitag hatte ich ein Gespräch mit einem Menschen, den ich sehr enttäuscht hatte durch mein Glücksspielen, ich hatte ihm Kummer bereitet und es war Zeit, ein Gespräch mit ihm zu führen,

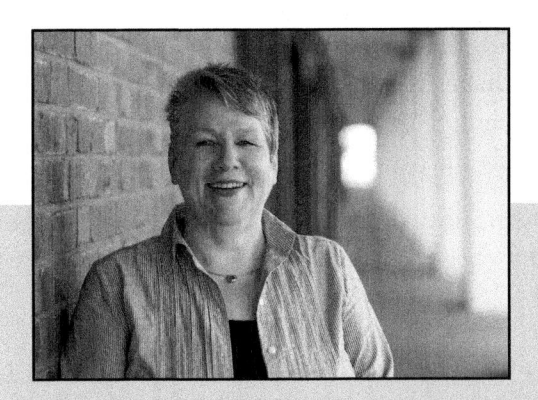

Zu Beginn der Therapie gibt es weder Besuche noch Heimfahrten. Bevor eine Lockerung stattfindet, die Wochenendbesuche zuhause ermöglichen, sind Angehörigengespräche vorgeschaltet.

Ich war aufgeregt, wie würde es laufen? Wie würde ich Kai erleben? Wie würde ich den Therapeuten finden, ich wusste wie sehr Kai ihn mochte.

Das Gespräch war ein Selbstläufer. Kai bekam ein gutes Feedback.

Ich habe ausgesprochen, dass ich nicht bereit bin, zum Wachhund von Kai zu mutieren, sondern mich als seine Partnerin verstehe. Natürlich werde ich für die Zeit die nötig ist, alle Funktionen und Verantwortung übernehmen, aber das kann nicht für alle Zeiten gelten.

Nach dem Gespräch ging es das erste Mal gemeinsam nach Hause und in unser Wochenende.

Ich war zuversichtlich, dass wir es schaffen, wenn Kai aktiv gegen seine Sucht arbeitet.

Kai war hochmotiviert und hat sich ganz viel erarbeitet.

eine Art Abschlussgespräch - keine verbrannte Erde hinterlassen, das war mein Motto dafür. Es war mein ehemaliger Geschäftspartner, den ich sehr schwer enttäuscht hatte, der trotzdem sehr großzügig mir gegenüber war.

Da habe ich übrigens gemerkt, was ich unter anderem in der Therapie gemacht habe: Ich habe ja sooft und soviel über meine Sucht und mein süchtiges Verhalten gesprochen, da war der Termin am Freitag eigentlich „nichts neues", sondern erprobtes Berichten.

Nach dem sehr positiv verlaufenen Gespräch war ich sehr guter Dinge, es war richtig gewesen, zu ihm zu fahren, auch der Zeitpunkt war genau richtig.

Das Wochenende haben Gisela und ich sehr genossen, wir haben uns alle Termine frei gehalten und waren ungestört. Gestern hatte Gisela Geburtstag und es war ein guter Tag, wenn auch anders als die Jahre zuvor. Zeitweise war mir „schwer ums Herz", wenn ich an die Vergangenheit gedacht habe. Aber so ist das eben. Heute Nachmittag geht es weiter mit einem Einzelgespräch bei „meiner" Therapeutin und anschließender Gruppenstunde.

Dann sauf' Dich halt zu Tode!

Dienstag, 20. September

Ich habe meiner Psychologin erzählt, was ich in der Langzeittherapie erlebt habe: das, was ich wollte, habe ich nicht gekriegt - und was ich gekriegt habe, das hatte ich nicht erwartet. Schlicht und einfach. Ihr habt es ja gelesen.

Ich war auf der Suche nach der Autorität, nach dem Fachmann bzw. der Fachfrau, die mir genau sagen, was zu tun ist, damit „alles wieder gut" wird.

> *Das wurde mir von Anfang an verweigert, der gute Horst Schwennen, mein Therapeut in der Fachklinik St. Marienstift Dammer Berge, hatte ziemlich schnell raus, wie ich gestrickt bin war und hat dafür gesorgt, dass ich in Zukunft selbst meine Autorität bin.*

Und ich merke so langsam, dass ich mich auf mich selbst verlassen kann. Das tut ziemlich gut.

Was ich dagegen bekommen habe, war ja die Erkenntnis, dass ich mir wieder gestatten darf, mich mit Glaube und Religion zu beschäftigen, was offensichtlich das ist, was ich für meine Zufriedenheit brauche. Bisher hatte ich mir diese Erlaubnis selbst nicht erteilt, wahrscheinlich aus lauter Angst, wieder in so ein extrem autoritäres, eng begrenztes Glaubenssystem zu kommen, wie ich es in meiner Kindheit und Jugend erleben musste. (Also ehrlich, was man manchen Kindern antut, ist schon heftig, oder?)

Das also erzählte ich in Kurzform meiner Psychologin, danach dann ging es zur ersten Gruppenstunde meiner Nachsorgegruppe (oder wie immer die auch heißt). Diese erste Stunde hat mir sehr gefallen. Ein kleiner, überschaubarer Kreis von lauter Therapieerfahrenen. Eine Gruppenkollegin wurde verabschiedet, ich selbst wurde willkommen geheißen und stellte mich natürlich vor. Mittlerweile habe ich in den letzten Monaten derartig oft über meine Sucht gesprochen, über meine Gefühle auch seit dem Spielfrei sein, dass ich so was fast im Schlaf berichten kann.

Mir wurde übrigens gesagt, ich sei so ausgeglichen und hätte eine angenehme Ruhe. Ha! Das gefiel mir!

Am nächsten Tag wieder Gruppenstunde meiner Selbsthilfegruppe für Spielsüchtige, die GGG. Ich holte meinen Gruppenfreund Thomas ab und wir waren eine halbe Stunde vorher da, um den Raum vorzubereiten, also Kaffee kochen und Kekse für Kai hinlegen.

Die Stunde war wieder sehr intensiv, ernst auch. Im Laufe des Abends musste ich jemanden sagen, dass er mich sehr traurig macht und dass ich keinerlei Ahnung hätte, wie ich ihm in dieser Situation helfen könnte. Es ging um den fehlenden Willen, mit allen Drogen sofort und endgültig Schluss zu machen.

Und wenn dieser Wille nicht vorhanden ist - was willst Du da tun?

So ist das. Manchmal wissen die Menschen ganz genau, was

gut ist und was falsch ist - aber bringen nicht den Willen auf, das Richtige zu tun. Wenn jemand mit seiner Sucht - Alkohol, Spielen, Kokain oder sonst was - nicht aufhören möchte: dann soll er halt weitermachen! Bis er untergeht ... Das macht mich zwar traurig, aber es hilft mir auch, die Gefahr der Sucht zu erkennen. Es ist eine Erinnerung.

Ich habe ihr den Boden unter den Füßen weggezogen - nur wann?

Donnerstag, 6. Oktober

In der letzten Woche war ich zwei Tage alleine Zuhause, die Situation hatte mich wegen der Begleitumstände sehr stark an den Zeitpunkt erinnert, als ich mit dem Spielen Schluss gemacht hatte.

Der erste Schritt damals war, alles Gisela zu erzählen. Es war ein heftiger Abend, entsetzlich, denn sie hatte nichts gewusst oder geahnt.

Nun, fast neun Monate später, eine ähnliche Situation zuhause und ich hätte doch so zufrieden und glücklich sein können:

> *Diesmal ist es anders, ich spiele nicht, ich habe in der Zwischenzeit eine Therapie gemacht, ich habe einiges gelernt, besuche meine Selbsthilfegruppe regelmäßig und gerne, ich besuche darüber hinaus noch eine Nachsorgegruppe und ich habe keinen Spieldruck -* **also warum war ich nicht so richtig fröhlich?**

Der Kopf sagte mir, ich könnte unheimlich zufrieden sein, meine Gefühle aber waren eher Traurigkeit und Ärger über das, was ich gemacht hatte. Ständig schaute ich in Gedanken zurück und blickte nicht nach vorne. Andauernd war ich so ausgebremst, weil ich stets daran dachte, was ich getan hatte. Und was ich anderen angetan hatte.

Nun, ich weiß immer noch nicht genau, was an dem Abend

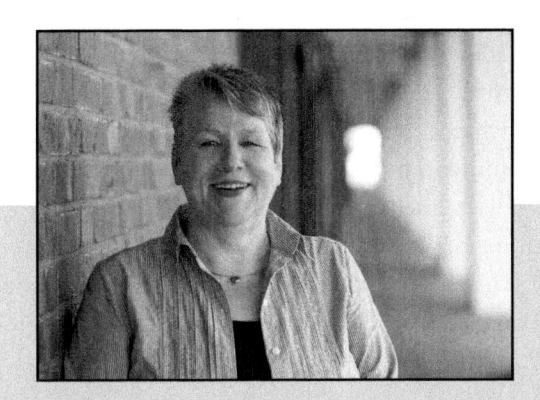

Zeitsprung

Dezember 2012

Jetzt ist es zwei Jahre her.

Es gibt uns noch, auch als Doppelpack. Wir wohnen auch noch in unserem kleinen Haus in Bremen-Nord.

Kai ist vor wenigen Tagen 50 geworden. Ein großes Fest wollte er noch nicht, weil er sagt „ich bin noch nicht da angelangt, wo ich hin will"

Es gibt aber schon jede Menge Veränderungen und auch Erfolge.

Kai hat sich sehr intensiv mit seinen Verhaltensmustern auseinandergesetzt.

Jetzt kann er mir auch mitteilen, wenn er nicht gut drauf ist, wenn es Probleme gibt.

Wir haben in unseren Alltag Rituale eingebaut.

Nach Gruppenabenden nehmen wir uns Zeit miteinander zu sprechen, es wird berichtet, wie es einem geht, ob es etwas Besonderes gab. Manchmal sitzen wir noch Stunden danach auf dem Sofa und schnacken, bis es gut ist.

Gemeinsame Mahlzeiten, wenn sie möglich sind, finden ohne Ablenkung durch Radio oder TV statt.

eigentlich los war, aber ich habe diese Gefühle wenigsten reflektiert und zugelassen. Und irgendwie habe ich den Abend rumgekriegt. Ich habe die Situation einfach ausgehalten.

In der Selbsthilfegruppe am Donnerstag erzählte ich davon. Es kamen natürlich mehrere Wortmeldungen dazu. Pascal meinte, vielleicht würde ich noch um das Glücksspiel trauern. Ich wüsste zwar, das es nicht gesund für mich war, aber ich würde es möglicherweise vermissen, nicht mehr am Pokertisch zu sitzen. Das sei schließlich der Platz gewesen, an den ich mich lange geflüchtet hatte und er könne sich vorstellen, dass ich im Inneren dies vermissen würde. Ich selbst denke, dies ist nicht so. Ich glaube nicht, dass ich um das Pokern trauere. Ich hatte ja auch keinen Spieldruck am Dienstagabend.

Manfred sagte dann etwas ganz interessantes: Ich hätte ja gemeint, ich hätte Gisela an dem Abend im Dezember den Boden unter den Füßen weggezogen. Er sähe das anders. Den Boden hätte ich ihr in den zweieinhalb Jahren des Spielens weggezogen, da hätte ich sie schließlich mit dem Glücksspiel hintergangen. An dem Abend im Dezember aber hätte ich ihr doch endlich die Wahrheit gesagt und ihr so wieder den Boden bereitet. Daher sollte ich diesen Abend in Zukunft doch wesentlich positiver empfinden können, denn schließlich sei das der Beginn eines neuen und positiven Abschnittes gewesen.

Und außerdem hätte ich an dem Abend, mit all' den unangenehmen Gefühlen und Selbstvorwürfen, nicht gespielt! Früher hätte ich mich in einer derartigen Situation doch an den Pokertisch geflüchtet, diesmal aber hätte ich es ausgehalten, die Gefühle zugelassen. Dieser Gedanke war mir vorher nicht gekommen und er hat mir ziemlich geholfen. Wenn sich diese Situation also wiederholt, werde ich die Zeit wahrscheinlich viel angenehmer, viel glücklicher erleben können.

Und das ist es, wofür eine Selbsthilfegruppe gut ist. Neue Gedanken von Menschen, die das Problem selbst haben und daher genau wissen, wovon man redet.

Vom Selbstmitleid des Süchtigen

Freitag, 14. Oktober

Als ich Gisela vom Gruppenabend meiner Selbsthilfegruppe erzählte und ihr sagte, dass ich den Rat bekommen hätte, den Tag im Dezember, als ich ihr endlich die Wahrheit erzählte und von meinem Spielen berichtete, mal etwas anders zu sehen, nämlich als Anfang von etwas Positivem und nicht mehr als Tag des Horrors, meinte sie, für sie sei das ganz anders gewesen: Für sie war es der Tag des Zusammenbruchs, der Tag, an dem ich ihr den Boden unter den Füßen weggezogen hätte. Denn für sie hätte sich das vom Positiven ins Negative gewandelt. Es war ein Schock für sie.

Diesen Tag müssen wir also unterschiedlich bewerten. So ist das mit der Sucht: **Sie dreht alles um.**

Was ich gemeinsam erleben wollte, habe ich getrennt erlebt, weil ich süchtig bin. Der besagte Tag im Dezember ist für uns nicht mit der derselben Einstufung verbunden. Ich tröste mich mit dem Gedanken, dass es zukünftig wieder anders sein wird, denn jetzt dreht die Sucht nicht mehr alles um, jetzt wird das Positive nicht mehr zu etwas Negativem und umgekehrt, denn ich bin spielfrei.

In den letzten Tagen habe ich auf einer der großen Social-Web-Plattformen mitbekommen, wie ein ehemaliger Mitpatient - Klaus-Dieter - aus der Klinik St. Marienstift in Neuenkirchen einen Absturz erlebt hat, der so heftig war, dass er einen Selbstmordversuch unternommen hat.

Ich stand seit unserer Entlassung in Kontakt mit ihm, eben über diese Plattform. Wir tauschten gelegentlich Nachrichten und Links aus und blieben so über uns auf dem Laufendem. Das halte ich auch so mit vielen anderen Mitpatienten und es tut gut zu sehen, wie der eine oder andere vorwärts kommt.

Klaus-Dieter schrieb eines Nachts eine Art Abschiedsbrief. Als ich das las, waren schon etliche Stunden vergangen und er war nicht zu erreichen. Gemeinsam mit anderen haben wir versucht, ihm zu helfen. Schließlich wurden Polizei und Krankenwagen losgeschickt. Er wurde gefunden und ins Krankenhaus gebracht.

Das hatte mich ziemlich fertig gemacht und ich hatte sofort mit Gisela telefoniert, um ihr das zu erzählen. Irgendwann ist er wieder entlassen worden. Er hat sich zwar nicht zurückgemeldet, aber er postete ab und an einen Eintrag, daher wusste ich, er ist wieder zurück aus dem Krankenhaus. Ich hatte ihn zwar gefragt, ob wieder alles klar sei, aber es kam keine Antwort. In der Zwischenzeit beschimpfte er in Einträgen eigentlich Gott und die Welt, aber meistens seine Freunde. Er tat das in einem sehr vorwurfsvollen, frechen Ton. Offensichtlich rief er aber niemanden an, sondern machte seinem Kummer und Frust nur in seinen Posts Luft.

Nun ist wieder ein Eintrag aufgetaucht, der sehr verstörend ist. Er berichtet etwas wirr von einer schrecklichen Begebenheit aus seiner Kindheit. Und ehrlich gesagt, mir reichte es jetzt. Ich schrieb ihm „Klaus-Dieter, Du hast ein Problem! Also suche Dir Hilfe und zwar schnell! Du kannst über das Gestern jammern, aber Du kannst es nicht mehr ändern. Du kannst aber DICH ändern. Und hör endlich auf zu saufen!"

Darauf kam wieder eine vorwurfsvolle Meldung. Leute, dieses Selbstmitleid der Süchtigen kenne ich aus eigener Erfahrung und es bringt mich auf die Palme. Lamentieren, Rumnölen, Vorwürfe machen - aber bloß nicht aktiv werden und sich Hilfe holen? Das wäre ja auch zu anstrengend, lieber der ganzen Welt und der Vergangenheit die Schuld in die Schuhe schieben und weitersaufen? Hallo?

Diese Phase kenne ich, ich habe mich selbst einmal so benommen, aber wenn es dabei bleibt, dann krepiert man - ich schreibe hier nicht vom Sterben, sondern absichtlich vom Krepieren, denn der Tod durch Alkoholismus ist nichts anderes als ein Krepieren - also bleibt als Alternative nur, sich helfen zu lassen. Ich denke, es gehört zu den schrecklichsten Erfahrungen im Umgang mit Süchtigen, zu merken, wenn sie sich nicht helfen lassen wollen. Da ist man dann machtlos. Man kann nur zusehen. Das ist so grausam. Aber so ist die Sucht. Ich kann ihm nicht helfen. Aber ich kann mir helfen und bei mir bleiben, auf meinem Weg.

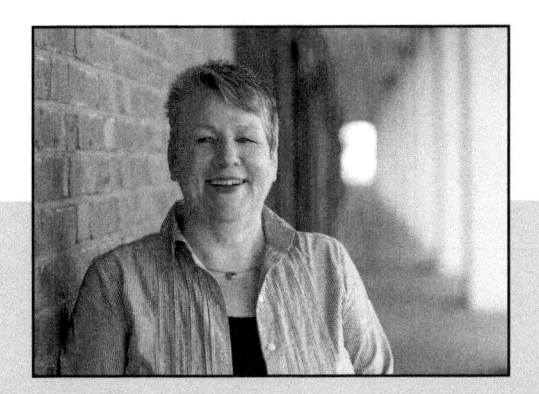

Auch nach diesen zwei Jahren gibt es Momente, in denen ich immer noch nicht glauben kann, was uns da geschehen ist. Vor allem, wenn ich überlege, wie gut es uns vor dem ganzen Schlamassel ging.

Die finanzielle Situation ist nicht dramatisch, aber sie ist sehr unbequem und dazu habe ich überhaupt keine Lust.

Manchmal bin ich wütend auf Kai, wenn ich morgens allein in die Firma fahre, wenn ich Kontoauszüge hole und wieder nichts für etwas Luxus über ist.

Anderseits gibt es auch die Erleichterung darüber, dass es auch noch schlimmer sein könnte.

Immerhin gibt es uns noch.

Wir packen es an und lassen uns nicht unterkriegen.

Inzwischen gibt es nicht nur die Selbsthilfegruppe von Kai - sondern die Selbsthilfegruppe ist sogar ein eingetragener Verein und seit September 2012 gibt es eine aus dieser Gruppe entstandene Selbsthilfegruppe für Angehörige von Spielsüchtigen.

Alle 14 Tage gibt es auch für Angehörige die Möglichkeit, sich Rat und Unterstützung zu holen.

Genau so etwas hätte ich vor 2 Jahren gut gebrauchen

Rückfall in zehn Schritten

Dienstag, 18. Oktober

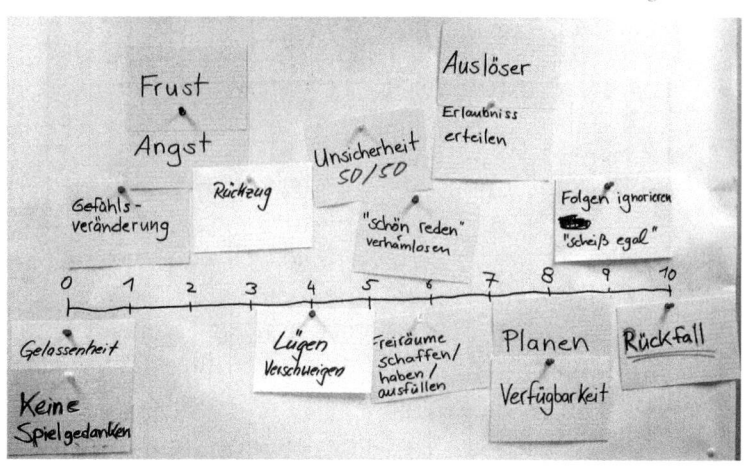

Eines der spannendsten Projekte in meiner Selbsthilfegruppe (jeden Donnerstag treffen wir uns abends auf der P2, was heißen soll Psychiatrische Station 2 des Psychiatrischen Behandlungszentrums Bremen-Nord [also entweder haben die keine Internetseite oder sie ist so schlecht gelistet, dass man sie nicht findet. Ich finde, das ist keine sehr intelligente Lösung. Es soll schließlich Menschen in seelischer Not geben, die gerne mal im Internet ein paar Informationen erhielten. Aber darüber rege ich mich gar nicht erst auf, ich doch nicht]) in den letzten Wochen ist „Mein Rückfall in zehn Schritten."

Verschiedene Karteikarten mit bestimmten Begriffen, die die Gruppe eines Abends festgehalten hat, sollen an einer Linie mit 10 Einheiten platziert werden, damit einem klar wird, wie ein Rückfall aussehen könnte. Ein Rückfall ins Glücksspiel oder in den Alkoholmissbrauch geschieht ja nicht von einer Minute zur anderen, sondern ist das **Ergebnis eines mehr oder wenigen langen Prozesses.** Ich denke, das ist vielen Süchtigen nicht klar. Denn oft heißt es „Na ja, dann war da die Spielhalle und dann bin ich eben reingegangen."

Wenn man einmal kapiert hat, dass kein Spielfreier mal eben in eine Spielhalle geht und rückfällig wird, dann kann man sich auch den Weg zum Rückfall vorstellen - wir haben das probiert. Jeder einzelne - oder besser: wer wollte - konnte sich so seinen ganz persönlichen Weg in einen möglichen Rückfall zusammenstecken. Dabei immer im Gespräch mit der Gruppe, die natürlich Fragen stellt oder Hinweise gibt. (Bei mir war es übrigens so, dass ich für die ersten fünf Karten sage und schreibe eine ganze Stunde brauchte, weil die Gruppe und ich wild diskutierten und sie alles ganz genau wissen wollte. Hervorragend! Dafür ist die Gruppe da!)

Ich will jetzt hier nicht das ganze Schema erklären, aber für mich persönlich ist die erste Karte „**Gelassenheit**" sehr wichtig für meine Spielfreiheit. Deshalb habe ich sie auf den Nullpunkt gesetzt, zusammen mit „keine Spielgedanken". Wenn ich gelassen bin und nicht wieder einen zu hohen Anspruch an mich selbst habe, wenn ich mich und auch die anderen Menschen so sein lassen kann, wie sie sind, dann ist das schon mal eine absolut gute Grundlage für ein suchtfreies Leben.

Die Karte „**Rückzug**" auf Punkt drei ist für mich auch von großer Bedeutung. Rückzug bedeutet für mich, dass ich nicht mehr reden würde über mich und meine Gefühle, dass ich weder Gisela noch der Gruppe sagen würde, was mich bewegt, was mich bedrückt und mir Sorgen oder auch Angst macht. Rückzug wäre für mich persönlich ein absolutes Warnsignal. Ich würde es merken. Da bin ich mir sicher, denn ich beobachte mich seit einigen Monaten sehr viel mehr als früher. Sollte ich den Rückzug nicht stoppen (oder ihn, falls ich darauf angesprochen würde, verleugnen), dann tritt Punkt vier ein: „**Lügen/Verschweigen**".

Na Bravo, das wäre der Anfang vom Ende, denn dann hätte wieder niemand die Chance zu erkennen, was eigentlich los ist. Und das hatte ich schon mal, ungefähr zweieinhalb Jahre, als ich gespielt habe ... Nie wieder will ich so leben, das ist so ätzend, die Sucht hat einen dann so sehr im Griff, das man von morgens bis abends lügt und lügt und sich und allen anderen etwas vormacht.

Ab diesem Punkt würde alles andere sehr schnell gehen, glaube ich: **Verharmlosen, Schönreden,** (sich selbst die) **Erlaubnis erteilen, Planen** (wann spiele ich wo und wo kriege ich das Geld her?) und **Folgen ignorieren** ... Ich denke, bei mir würde es bis zum Punkt drei, bis zum Rückzug, sehr lange dauern, ab Punkt vier ginge es dann sehr schnell.

Bei jedem Gruppenmitglied sieht das Schema anders aus, manche haben fast alle Karten direkt am Anfang, manche sogar erst nach dem Rückfall. Es ist ein interessantes Projekt, einmal über die möglichen Phasen eines Rückfalls (oder besser einer Rückfalleinleitung) nachzudenken und sie mit anderen zu besprechen. Wir sind ja noch nicht fertig und machen weiter.

Warum ich über einen Dummen lache und noch mehr

Montag, 31. Oktober

Es ist so viel passiert in den letzten Tagen ... womit anfangen? Erst mal was Lustiges: Da ist ein Kommentator in meinem Blog aufgetaucht, der einen sehr unfreundlichen Beitrag gepostet hat, mit Begriffen wie „Eure Scheiß-Therapien" oder „Kackstaat".

Nun, es gibt natürlich immer Menschen, die einfach schlecht drauf sind, ihren Ärger irgendwo loswerden müssen und dann auf Seiten posten, die eigentlich nicht viel mit ihnen zu tun haben. Schließlich geht es hier um Sucht und Therapien, um Alkoholismus und Spielsucht - vor allem aber geht es um mich persönlich. Und wenn dann jemand wie dieser ominöse Mensch schreibt, der durch seinen Tinnitus schlecht hören kann, gibt das schon Rätsel auf.

Der nette, höfliche Mensch ist aber - und das muss ich ihm lassen - sehr unterhaltsam. So was habe ich nämlich noch nie erlebt. Und das ist doch mal was Neues. Natürlich darf er hier nicht wieder posten. Er hat es noch einige Male probiert, aber das gestatte ich ihm nicht. Das ist schließlich mein Blog über Sucht und Therapie, also kein Müllabladeplatz für die permanent Unzufriedenen, die auch noch neidisch auf Süchtige sind, weil die schließlich eine Langzeittherapie machen dürfen.

Warum ich das hier überhaupt erwähne?

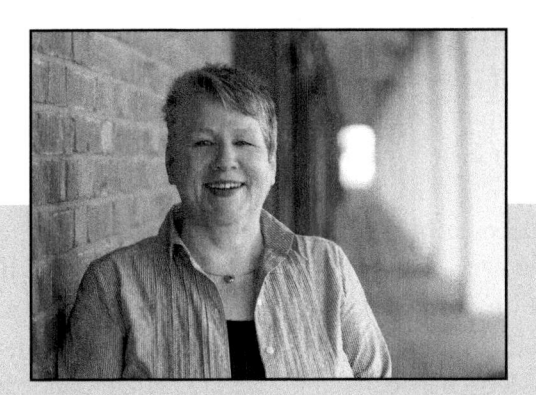

können. Bei Angehörigen von Spielsüchtigen sind auch bestimmte Verhaltensmuster erkennbar und wie auch bei Alkoholkranken ist immer die ganze Familien betroffen.

Kai hat einen Job, Nachtwache in einem Wohnheim für austherapierte, alkoholkranke Männer in der Bremer Neustadt, zwei Häuser von unserer damaligen Wohnung entfernt.

Wie sich Kreise manchmal schließen.

Für mich ist es schon lange eine ganz normale Situation in der Firma, ich empfinde es sogar als Erleichterung, ohne Kai dort zu arbeiten, weil ich in meinem Arbeitsumfeld nur noch für mich selber verantwortlich bin.

Ich habe viele Monate gebraucht, bis ich einigermaßen wieder die Selbstsicherheit erreicht hatte, die ich vorher hatte ,und es gab für mich viele unangenehme Situationen.

Mir hat vor langer Zeit mal jemand gesagt, bei Dir ist immer „Keulenlernen" angesagt, es geht nie auf die normale Art.

Dieser Keulenschlag hat gesessen. Er hat mich umgehauen, aber ich bin wieder aufgestanden und habe daraus gelernt.

Es gibt seelische und körperliche Spuren, mit denen ich umgehe.

> *Weil es das erste Mal ist, dass ich persönlich in Bezug auf meine Sucht eine negative Reaktion erhalte. Das ist mir bisher noch nie passiert. Und es fasziniert mich, was diese Reaktion in mir wachruft: Lachen!*

Ich habe nicht damit gerechnet, dass mich eine solche verständnislose, dumme Reaktion nicht einschüchtert oder mich beschämt. Ganz im Gegenteil, mir wird dadurch erst klar, wie viel ich in der Therapie gelernt habe. Ich kann seitdem nämlich die Dummen die Dummen bleiben lassen und jetzt stolz meinen Weg gehen. Und das ist hervorragend. Was ich geschafft habe, ist nämlich beeindruckend und vorbildlich. Und heute kann ich das so sehen, egal wie viele blöde Meinungen es dazu gibt. Eigentlich müsste ich deshalb diesem Menschen danken - aber das ginge dann doch zu weit. (Außerdem würde er es ja nicht im geringsten verstehen.)

So, nun aber zu etwas ernstem: In der letzten Woche gab es in meiner Nachsorgegruppe ein interessantes Thema. Jemand schilderte, dass seine Frau ihn vor kurzem gefragt hätte, ob er wieder getrunken habe, seine Augen kämen ihr so glasig vor. Diese Situation hat ihn ... ja was, da musste er selbst erst mal nachfühlen, was diese Situation in ihm bewirkt hat.

Und zusammen mit der Gruppe fanden wir heraus, dass er traurig und auch etwas verletzt war, weil seine Frau ihm misstraute. Dabei trinkt er doch nicht mehr. (Ich persönlich kenne das: seit 17 Jahren trinke ich keinen Alkohol mehr.

Und doch, wenn meine Ärztin mir mal wieder Blut abgenommen hat, hoffe ich inständig, das mein Gamma-GT-Wert (der Leberwert, der bei Alkoholikern stets erhöht ist) sich im normalen Bereich befindet. Dann bin ich sogar stets richtig aufgeregt.

Auf der anderen Seite steht ganz klar die **Berechtigung seiner Frau, ihm zu misstrauen**, denn sie hat einfach Angst davor, dass er wieder zu trinken anfangen könnte. Sie hat wahrscheinlich sogar eine Höllenangst davor. Denn sie hat eine ganze Menge mitgemacht und sehr gelitten, wie nahezu jeder, der mit einem Alkoholkranken verbunden ist. Beide haben nun ihre gegenteiligen, berechtigten Gefühle in dieser Situation gehabt, die sich wahrscheinlich im Laufe des Tages auch noch geändert haben dürften.

Vielleicht kam sich seine Frau später so vor, als hätte sie ihm Unrecht getan und war darüber möglicherweise sogar beschämt. Festzustellen blieb: Seine Frau hat ein **Recht auf Misstrauen** und natürlich auch das Recht, dieses Misstrauen auszusprechen. Wichtig in einer solchen Situation, die vielen Süchtigen bekannt sein dürfte, ist aber: Beide müssen darüber reden, beide müssen voneinander wissen, was sie empfunden haben. Sonst entsteht Ärger, der in sich hineingefressen wird und das ist sehr schlecht.

Schließlich gilt für trockene Alkoholiker und spielfreie Spielsüchtige: Die Zeit des Schweigens ist vorbei! Reden ist das A und O! Wenn beide voneinander wissen, was diese Situation mit ihnen macht (Oh Gott, ich falle in den vermaledeiten Psychoton!), dann können sie in Zukunft damit umgehen und sich entsprechend einstellen. Ich glaube, das ist der Trick. Reden und Offenheit!

In der Gruppenstunde am Donnerstagabend in meiner Selbsthilfegruppe machte ich dies auch zum Thema und auch hier war die Überzeugung klar: Die Partnerin hat ein berechtigtes Misstrauen, der Süchtige ist berechtigt gekränkt. Bleibt nur, das gegenseitig kundzutun. Es bleibt noch viel zu tun.

Unser Suchtbericht | 174

Trockengeburtstag im Weinkloster oder „Ich geh' mal eben nach Bethlehem!"

Mittwoch, 23. November

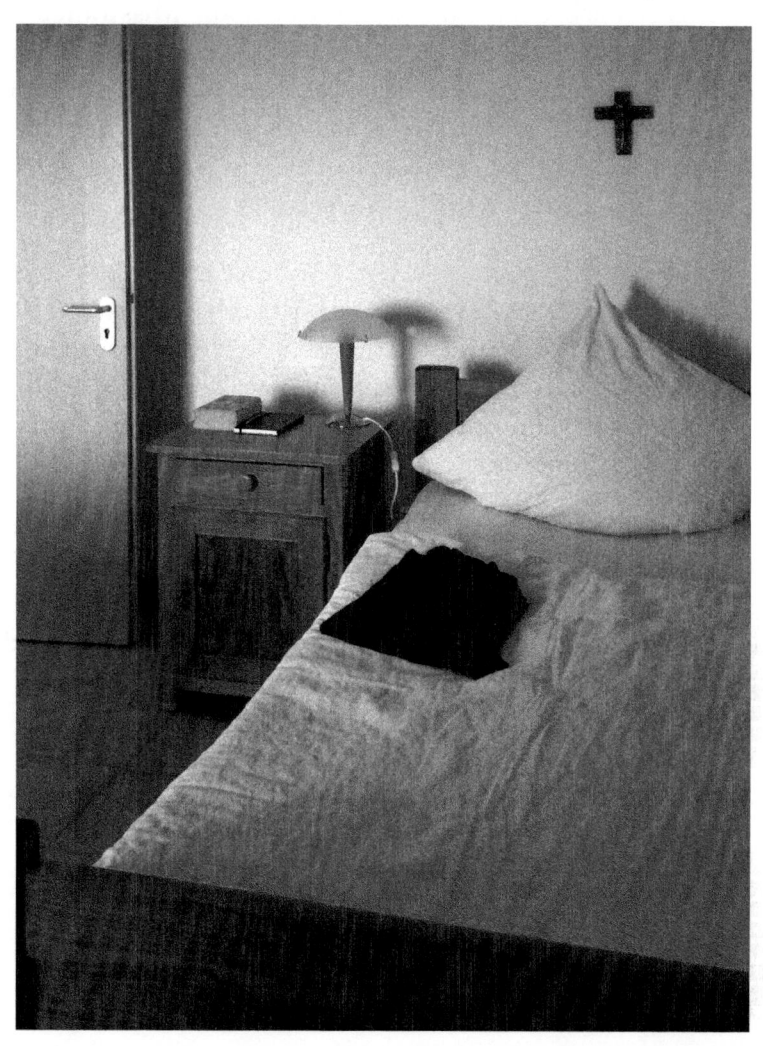

Ein sehr schönes Erlebnis hatte ich vorletzte Woche, als ich mit einem Kollegen die Selbsthilfegruppe vorbereitete, auf der P2: Wir hatten nach dem Aufschließen, Kaffeekochen und Hinlegen der Kekse (merke: die wichtigsten Aufgaben beim Gruppenleiten!) noch etwas Zeit und unterhielten uns im Vorraum, als ich ein bekanntes Gesicht wiedersah: die Krankenschwester nämlich, die auf der P1 regelmäßig Gruppenstunden abhält, um über die Folgen

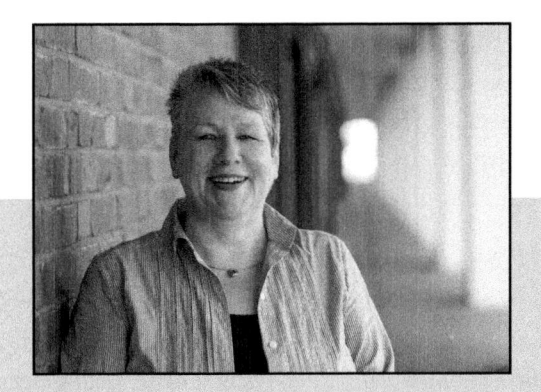

Manchmal denke ich, dass ich meinen Denkzettel schon bekommen habe für alle Ungerechtigkeit und Dinge, die ich jemals falsch gemacht habe und noch falsch machen werde.

Ich kann nur jedem Mut machen, den Betroffenen und natürlich den Angehörigen:

es ist nie zu spät, gegen die Sucht anzutreten

Angehörige:

- niemals etwas androhen, was nicht eingehalten wird!
- Hilfe holen und sich über die Sucht schlau machen.
- co-abhängiges Verhalten meiden wie die Pest
- konsequent handeln
- Selbstschutz
- klar ansprechen, wenn es Probleme gibt

Mein Leben hat sich verändert. Diese Veränderung hätte ich nicht gebraucht, aber das Leben ist kein Wunschkonzert. Ich will, wenn es möglich ist, mit Kai zusammen alt werden.

Wir sind nochmal mit einem „blauen Auge" davon gekommen.

des Alkoholmissbrauchs aufzuklären.

Sie sah mich auch, lächelte, schloss die Verbindungstür auf und nahm mich in den Arm, fragte mich, wie es mir ginge. Ich meine, ich hätte in der Zwischenzeit eine Langzeittherapie gemacht und sie sagte, das wisse sie doch. Wir haben dann noch kurz miteinander gesprochen und: Das war ein tolles Erlebnis. Ich habe mich ziemlich gut gefühlt, weil sie sich offensichtlich gefreut hatte, mich zu sehen und auch wusste, was ich nach meiner Entlassung aus der P1 gemacht hatte. Sehr schön!

In der letzten Woche fuhren Gisela und ich in ein Kloster. Endlich kann ich mir nämlich genehmigen, mich wieder etwas mehr mit Religion/Kirche zu beschäftigen. Dass dies ein wohl tief sitzendes Bedürfnis von mir ist, hatte ich in der Langzeittherapie gelernt.

Dort hatte ich ja schon mit einem Pater gesprochen, das war der erste Kontakt zu einem Kirchenmenschen seit über 17 Jahren. Als ich ihn damals in seinem Kloster besucht hatte, erfuhr ich von der Möglichkeit, in einem Kloster Tage der Stille verbringen zu können.

Gisela fand die Idee gut und so hatten wir uns die schöne Abtei St. Hildegard ausgesucht in Rüdesheim am Rhein. Wir hatten vor ein paar Jahren eine Reportage im NDR über das Kloster gesehen.

Der Ort Rüdesheim am Rhein ist ganz und gar hässlich, verbaut, eng und natürlich auf Weinbau und mehr noch Weintrinken ausgelegt. Es gibt dort z.B. die Drosselgasse, eine Art Ballermann für Senioren, laut und nervig.

Glücklicherweise ist im November der Ort wie leergefegt. Auch das Kloster baut Wein an. Die Tage im Kloster waren interessant, es war ein Experiment für uns und wir waren nicht nur neugierig auf „Klosterleben" sondern auch auf die Erfahrung, ein paar Tage zu schweigen.

Das Klosterleben ist natürlich strenger reglementiert, als man es sonst aus seinem Alltag gewohnt ist. So dauern die Mahlzeiten maximal eine halbe Stunde, sind doch relativ übersichtlich und nicht so lecker, wie ich mir das vorgestellt hatte. (Ich verstand unter Klosterküche so etwas wie ein **Leckerparadies** ...)

Ganz angetan war ich von den gregorianischen Gesängen der Nonnen und von der Stille bei den Mahlzeiten, die in einem schlichten Rahmen stattfanden, nachdem alle an ihrem Platz waren und ein Gebet gesprochen wurde.

> *Die Nonnen waren ausnahmslos von einer echten Freundlichkeit. Offensichtlich müssen diese Frauen mit ihrem Leben sehr zufrieden sein.*

Gisela und ich hatten unsere Zimmer in einem neu gebauten Gästetrakt, der Bethlehem hieß. Ich fand es witzig, dass die Gastschwester uns dorthin brachte und im Vorbeigehen zu einer ihrer Mitschwester sagte, „ich geh' mal eben nach Bethlehem."

Wir haben versucht, die Tage schweigend zu verbringen. Das ist nicht einfach und offensichtlich besteht ein Unterschied zwischen Schweigen und einfach nur stille sein. Es war ein faszinierendes Erlebnis und ich bin mir immer noch nicht sicher, wie ich das eigentlich alles finde. **Zum einen war es schwer zu schweigen, zum anderen habe ich es genossen.**

Ich lebte halt viel mit meinen Gedanken und genoss die Ruhe, aber ab und zu wollte ich Gisela doch etwas sagen, zum Beispiel auf unseren Spaziergängen durch die Natur. Sich dann zu bezwingen, ist nicht einfach.

Am Dienstag klappte das mit dem Schweigen also noch nicht so, zumal ich 17. Trockengeburtstag hatte und wir das ein wenig feierten. Am Mittwoch aber waren wir schon ganz gut in der freiwilligen Beschränkung.

Für mich selbst ist das mit dem Trockengeburtstag so eine Sache. Natürlich ist es eine tolle Leistung, so lange trocken zu sein, 17 Jahre sind ja kein Pappenstiel. Das habe ich besonders in der Langzeittherapie im Marienstift gemerkt. Fast jeder, der das von mir hörte, war sehr erstaunt und oft wurde ich gefragt: „Wie machst Du das bloß?" Aber ich kann nicht so richtig stolz darauf sein, denn immerhin habe ich ja eine Suchtverlagerung zum Glücksspiel hingelegt - und das trübt mir doch gewaltig den Stolz auf das abstinente Leben.

Einmal, als ich in einer Gruppenstunde im Marienstift in Neuenkirchen bei der Vorstellung eines neuen Gruppenmitgliedes mich vorstellte und sagte, dass ich seit Dezember spielfrei sei, baten mich Horst Schwennen und Walter Maronde, doch auch zu sagen, seit wann ich denn trocken sei. Sie haben wohl gemerkt, dass ich damit irgendwie ein Problem habe. Ich denke, das muss ich mir noch mal genauer anschauen und vielleicht zum Thema in der Gruppe machen. Kurz gesagt: Ich würde mich gerne mehr darüber freuen, aber ich fühle es nicht.

Was wir im Kloster genossen haben, war die Ruhe. Auch tagsüber wurden wir von geistiger Umweltverschmutzung verschont: kein Radio, kein Fernsehen, keine Ablenkung. Wir werden auf jeden Fall noch einmal eine Zeit des Schweigens verbringen, dieses Konzentrieren auf sich selbst hat einfach was! Aber dann muss es schon länger dauern, mindestens eine Woche, denke ich. Man muss wohl erst im Schweigen ankommen. (Klingt komisch, ist aber so!)

Drum suche, wer mich lang' nicht findet...

Dienstag, 13. Dezember

Gisela und ich waren an einem Sonnabendmorgen in der Innenstadt Bremens frühstücken und wollten dann noch etwas einkaufen. Unterwegs traf ich zum erstmals nach vielen Jahren zufällig meine Schwester wieder. Wir drei waren ziemlich perplex und es war eine erst komische Situation.

Dann redeten wir wohl eine Viertelstunde oder etwas länger, meistens Small-Talk. Zuerst habe ich meine Schwester nicht wiedererkannt.

Klingt komisch, ist aber so. Dabei hat sie sich eigentlich nicht verändert. Aber ich brauchte etliche Sekunden, um sie zu einzuordnen. (Ja, ich finde das ja auch sehr merkwürdig. Alle Hobby-Freuds sind herzlich eingeladen, das mal auseinanderzupflücken.)

Bei Gisela war das anders, sie wusste sofort, wer da plötzlich vor uns stand. Ich habe ja nun seit 2002 keinen Kontakt mehr mit

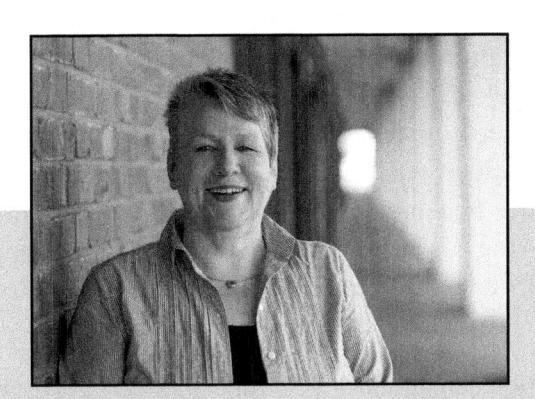

Auch diese Krise hat uns nicht kaputt gemacht.

Wir sind aktiv und wild entschlossen, gegen die Sucht zu arbeiten, indem wir die Aufmerksamkeit nicht wieder verlieren.

Ich danke
meiner Schwester Roswitha
unserer Ärztin Dr. Dorothea Lübbert
Horst Schwennen
Michaela Höck
Yvette Schaffrath
Nancy Tietjen
Melanie Meves
meinen/unseren Arbeitskollegen
unseren Freunden aus der ehemaligen Pokerrunde, die inzwischen zu einem Kochzirkel geworden ist :-)

(kein Alkohol, kein Pokern, wir können nicht tanzen, mit uns kann man trotzdem Spaß haben)

Ich bin sehr dankbar für alles, was ich und wir an Unterstützung bekommen haben.

Wie schon oft in unserem Leben haben wir im richtigen Augenblick die richtigen Menschen getroffen oder sie sowieso bereits in unserem Umfeld gehabt.

meiner Familie. Auslöser war eigentlich ein Telefongespräch mit mir und meiner Mutter, in dem es mal wieder - zum gefühlten 3.922 Mal - um Inhalte ihres Glaubens ging.

Meine ganze Familie gehört einer, wie sagt man so schön, religiösen Sondergemeinschaft an. Ich bin darin aufgewachsen und sehr spät - zu spät - 1994 ausgetreten. Ich habe zwar lange dazu gebraucht, aber heute kann ich es akzeptieren, wenn jemand in einer Sekte ist und sich dort wohl fühlt. Soll er. Dort gibt es Antwort auf alle Fragen des Lebens, dort gibt es ganz klare Lebensregeln, Richtlinien und eine absolut deutliche Unterteilung in entweder schwarz oder weiß, entweder gut oder schlecht, entweder Gott oder Teufel, entweder entweder entweder ...

Man hat einfach jemanden ganz oben in der Hierarchie, der extrem gut mit Gott kann und daher weiß, was so alles passieren wird in oder eher mit der Welt und den Menschen heute und in alle Ewigkeit, und Ewigkeit muss schon sein, darunter macht man es nicht. Und der sagt einem dann, was zu tun ist, um die ewige Herrlichkeit zu erreichen. (Ich habe das mal mit ziemlich viel Jägermeister zu erreichen versucht, jahrelang, aber das ist eine andere Geschichte. [Klappte übrigens auch nicht!])

Man muss also nicht selbst nachdenken, was richtig ist im Leben, man muss nicht selbst herausfinden, wo die Wege lang gehen könnten - das alles wird einem nämlich vom Altar aus gepredigt. Oder im Kindergottesdienst gesagt oder in einer Jugendversammlung oder bei einem Hausbesuch des zuständigen Priesters oder in der Sektenverwandtschaft oder man liest es in den kircheneigenen Publikationen, deren es viele gibt (gab? Ich bin nicht mehr so auf dem Laufenden).

In einer Sekte findet man auch ein ausgeprägtes soziales Verhalten - jedenfalls untereinander - jedenfalls offiziell - jedenfalls ... na ja, ist auch egal. Aber man lernt auf jeden Fall, sich umeinander zu kümmern, man besucht die Kranken, hilft den Einsamen, es ist eine vertraute Gemeinschaft, und das hilft vielen Menschen. Viele fühlen sich dort geborgen - und das ist auch gut so. Wenn es ihnen das Leben erleichtert, verschönert - sollen sie dort bleiben!

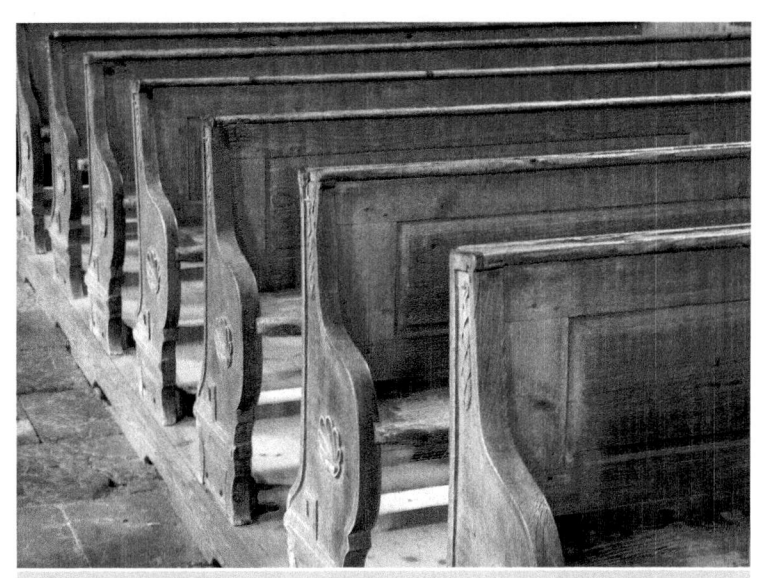

Kai has left the building. Es soll sich ja so einiges in der NAK geändert haben. Das hilft mir auch nicht mehr...

Bei all dem gibt es nur ein kleines Problem: Solange Du mit der kircheneigenen Meinung übereinstimmst, ist alles in Ordnung. Sobald Du aber Fragen stellst, ob es nicht auch etwas anders sein könnte, wird nicht etwa Deine Frage beantwortet, sondern Du selbst wirst als schlechter Mensch dargestellt. Mir ist das oft passiert. Der für mich zuständige Priester hat so oft auf meine Fragen geantwortet: „Aber Kai, wenn Du ein reines Herz hast, dann wirst Du doch auch die Meinung des Apostels haben!"

Ergo: andere Meinung - kein reines Herz - schlechter Mensch. Folglich hast Du zwei Möglichkeiten: entweder (das Wort kennen wir ja schon) auf Linie bleiben und ... äh ... glücklich sein oder wenigstens so tun oder aussteigen.

Ich weiß, jeder halbwegs vernünftig denkende Mensch wird die Lösung für eine solche Situation kennen, aber sooo einfach ist das nicht. Aussteigen ist der Horror! Es ist ja nicht so, dass mir selbst die Situation glasklar war. Es war ja bei mir noch Glauben vorhanden, darunter aber auch der Glaube, dass in dieser Kirche ganz kräftig etwas schief läuft.

Also was tun? War das nun Gottes Werk, obwohl gelogen wurde, was das Zeug hielt? Obwohl Heuchelei an der Tagesordnung war und die Lehre vorne und hinten eierte? Oder war es eher Blendwerk, Zuckerbrot und Peitsche für ein Leben in geregelten Bahnen? Hatte ich als ein Gotteskind eine Art garantierte Heilssicherheit oder war ich eher eine dependente Persönlichkeit?

Mit diesen Zweifeln stieg ich aus. Mein Welt brach von heute auf morgen zusammen. Alles hatte an Gültigkeit verloren. Und die Angst, ob nicht eventuell doch die Kirche recht hatte, blieb eine ganze Weile. So, das mal zur Vorgeschichte. Jetzt kann der Artikel anfangen ...

Also, der Auslöser für den Bruch mit meiner Familie war besagtes Telefongespräch, in dem meine Mutter mir zum wiederholten Male erzählen wollte, dass sie - gemäß der sehr ausgeprägten Totenlehre dieser Kirche (wen's interessiert: besonders 1. Korinther 15:29) - einmal einen Geist gesehen habe, der sie um Hilfe bat.

Nun ja, tausendmal gehört, tausendmal ist nichts passiert - aber diesmal reichte es mir und ich sagte, dass ich ihr nicht glaube. Und das war's dann. Sie legte den Hörer auf, es gab noch einige Mails hin und her, in denen ich aber auch nicht klein beigab und als dann am Sonntag darauf meine Frau Geburtstag hatte, wurde sie quasi in Sippenhaft genommen, denn es wurde ihr nicht zum Geburtstag gratuliert.

Als ob **sie** das Telefongespräch geführt hätte. Als ob **sie** an dem Gespräch beteiligt gewesen sei. Nun ja, ich erkannte das typische und dumme Verhalten meiner Eltern. Und da reichte es mir. (Während ich das hier schreibe, rege ich mich gerade wieder auf und werde wütend. **So ist das mit den Gefühlen und der Familie bei mir.** Und so kann ich es heute spüren. [Dazu war ja nicht viel nötig, nur zwei Süchte und mehr als ein Jahrzehnt.])

Seitdem bin ich mit dem nicht vorhandenen Familienkontakt sehr zufrieden. Das Einzige, was mich an dieser Situation traurig macht: Ich habe nicht miterlebt, wie meine Nichten und Neffen aufwuchsen. Wir hätten sie ja gerne mal mit in den Urlaub genommen.

Einmal gab es eine kurze Begegnung, als mein Vater verstarb, der lange Zeit für mich auf einem Sockel stand und den ich lange Zeit geliebt habe. Er hatte wirklich hervorragende Eigenschaften und war ein Ausnahmemensch.

Und nun also die Begegnung mit meiner Schwester nach so vielen Jahren. Anfangs habe ich mich komisch gefühlt, irgendwie unwohl, aber ich konnte das nicht so richtig einordnen. Im Laufe des Gesprächs aber merkte ich, dass sich nichts geändert hat in meiner Familie, in der Denkweise und dem Umgang miteinander.

Da war ich dann richtig froh über dieses Zusammentreffen, denn es hat mich in meiner Entscheidung bestärkt, weiterhin ohne Kontakt zu bleiben. Es war nett und höflich und es gab auch ein Angebot eines weiteren Treffens, und natürlich habe ich auch gefragt, wie es meiner Mutter gehe, denn ich bin ja neugierig. Aber was ist das komische Gefühl zu Anfang gewesen?

Das habe ich der Gruppenstunde am Donnerstag darauf erfahren, als ich unter anderem auch von dieser Begegnung erzählte. Die Mitglieder meiner Selbsthilfegruppe meldeten sich nach dem Bericht natürlich zu Wort und jemand meinte, ihm komme es so vor, als ob ich mich klein gefühlt hätte.

Und da merkte ich: **Ich hatte mich geschämt.** Ich war wieder zurückgefallen in das alte dumme Verhalten gegenüber meiner Familie und in Bezug auf meine Sucht. Als ich das merkte, fing ich gehörig an mich zu ärgern. Die Selbsthilfegruppe musste lachen. „Was fällt mir ein, mich zu schämen? Habe ich es denn noch immer nicht kapiert?" Ich bin zwar süchtig, aber sie sind immer noch Sektierer ...

(Es soll sich ja einiges geändert haben in dieser Gemeinschaft. Aber das hilft mir jetzt auch nicht mehr. Für manche unterliegt Gottes Wort halt einer Mode. Mal so, mal so. Je nachdem, wie es passt, wird gepredigt. Und wer dann nicht auf der neuen Linie mitschwimmt, ist - na? - genau, ohne ein reines Herz.)

Nun, ich habe einen Trost. Die Scham dauerte nur ein paar Sekunden. Das ist doch schon mal ein Anfang.

Die vierte Stufe ist erreicht!

Sonntag, 25. Dezember

Heiligabend feiern wir jedes Jahr abwechselnd entweder bei Rossi und Peter oder bei uns. Gestern waren sie und ein Freund bei uns zu Gast und wir hatten eine einfach schöne, harmonische und fröhliche Atmosphäre - entspannt und gelassen. Ich war den ganzen Tag dankbar, dass dieses Weihnachten so ganz anders ist als im letzten Jahr.

Über ein Jahr bin ich jetzt spielfrei, es geht mir gut, es geht uns gut. Wir sind glücklich.

Vor einem Jahr war das Weihnachtsfest anstrengend, traurig, mit Angst, Kummer, Sorge. Jetzt ist es anders. Ich bin aktiv gewesen im vergangenen Jahr und habe etwas gegen meine Sucht gemacht, mit Giselas Hilfe und mit Unterstützung durch Rossi und Peter. Gerade gegenüber Rossi empfinde ich eine große Dankbarkeit, weil sie in einer Not mein Rettungsanker war.

Auf der Suche nach Weihnachtszitaten ist mir eines aufgefallen: die Mehrheit der Zitate hebt Negatives über Weihnachten hervor. Ob das was damit zu tun hat, dass viele Menschen ein Problem damit haben, Gefühle zuzulassen? Bietet es sich da für viele an, lieber über Weihnachten zu meckern oder zu lachen, damit bloß keine „Gefühlsduseligkeit" aufkommt. Die Armen!

Ich gehöre nicht (mehr) dazu, ich genieße die Weihnachtszeit und die herrliche Festtagsstimmung. Gisela und ich haben gestern von einem Gruppenkollegen - ich nenne ihn hier Tobias - und seiner Frau auch ein Weihnachtspaket erhalten. Leckereien, liebe Zeilen - und für mich eine Packung Papiertaschentücher ... weil ich mich in letzter Zeit zu einer Heulsuse entwickelt habe.

In den letzten Gruppenstunden war das ziemlich auffällig: oft war ich den Tränen nahe, manchmal lief mir auch die eine oder andere Träne über die Wangen, so berührt war ich gelegentlich von dem Erzählten - es ging um Rückfälle, um Trauer, um seelischen Kummer.

Und auch, wenn es mir noch nicht ganz leicht fällt, diese Gefühle zu zeigen. So glaube ich doch, ich habe die vier Schritte geschafft, die ich in den Gruppenstunden im Frühjahr dieses Jahres kennengelernt habe

- Gefühle wahrnehmen
- Gefühle annehmen
- über Gefühle reden
- Gefühle zeigen

Generell nämlich haben Süchtige ein Problem mit ihrem Gefühlsleben. Das Suchtmittel - Alkohol, Spielen, Kokain, egal was - dient oft dazu, anstürmende Ängste, Erregungszustände und Gefühle der Selbstauflösung unter Kontrolle zu halten. Unangenehme Gefühle werden von Spielsüchtigen, Alkoholikern oder anderen Süchtigen selten ausgehalten - lieber flüchten sie sich in die Droge.

Damit also tue ich nun offiziell Kund und wissen: Ihro Gnaden Kai haben an Weihnacht die vier Schritte der Gefühle geschafft.

Es wird nämlich schon über ihn gewitzelt ... und das gefällt mir sehr gut! So werde ich die restliche Weihnachtszeit mit meiner Frau genießen, wir haben viele gute Bücher, wir haben Zeit, wir werden es uns gemütlich machen - und wir werden ganz einfach dankbar sein.

Ab wann ist man spielsüchtig?

Mittwoch, 28. Dezember

Die Frage „Ist mein Freund Mann Partner spielssüchtig?" wurde mir in der letzten Zeit oft gestellt. Oder auch „Ab wann ist man eigentlich spielsüchtig?" Eigentlich ist es relativ einfach, das zu beantworten.

Man braucht dafür nur den gesunden Menschenverstand. Und muss rücksichtslos gegen seine Gefühle sein, wenn man den eventuell spielsüchtigen Partner einstufen möchte. Und das genaue Hinsehen auf die Situation und den Partner ist nötig. Also nicht die Augen verschließen und sich einreden, es ist nur eine Phase, das wird schon wieder, so schlimm ist es ja nicht.

Also: Spielsucht wird auch als pathologisches Spielen bezeichnet. Hört sich schlimm an. Ist es auch, es bedeutet nämlich krankhaftes Spielen. Gemeint ist, dass der Betroffene den Wunsch hat zu spielen, unabhängig von allen schrecklichen Folgen für seine Ehe, seine Familie, seinen Beruf, seine soziale Einbindung, seine Finanzen, seine ... eben alles.

Von der Weltgesundheitsorganisation wird ein Verschlüsselungssystem der Medizin herausgegeben, es nennt sich ICD. Die Ärzte in Deutschland und die Kliniken müssen entsprechend dieses Systems die gestellten Diagnosen verschlüsseln.

Und da steht nun folgendes über Spielsucht:

> *Pathologisches Spielen*
>
> *Die Störung besteht in häufigem und wiederholtem episodenhaften Glücksspiel, das die Lebensführung des betroffenen Patienten beherrscht und zum Verfall der sozialen, beruflichen, materiellen und familiären Werte und Verpflichtungen führt.*

Wenn das nicht ausreicht, hier mal etwas anschaulicher formuliert, und zwar von einem der führenden Spielsuchtexperten, nämlich von mir ... leider.

Irgendwann fängt man an mit dem Glücksspiel: in der Kneipe, in einem Imbiss am Automaten, im Internet auf den Pokerseiten ... egal. Das ist in Ordnung, wenn es dabei bleibt.

Aber jetzt könnte folgendes auftreten: man spielt

- immer häufiger
- immer länger
- mit immer höheren Einsätzen

Man verliert die Kontrolle über die Höhe des Einsatzes und spielt mit allem zur Verfügung stehenden Geld: Der Gehaltseingang am Monatsanfang wird komplett fürs Spielen abgehoben. Es werden Schulden gemacht. Wie man die Miete bezahlen soll, ist erst mal egal. Bis dahin gewinnt man ja wieder. Glaubt man. Man versucht durch Spielen an mehreren Automaten gleichzeitig, an mehreren Pokertischen gleichzeitig, die Wahrscheinlichkeit zu gewinnen zu erhöhen.

Jetzt kommen wir zum Ändern des Verhaltens: Jetzt kommt nämlich das Lügen. Ich kann ein Lied davon singen.

Es wird gelogen auf Teufel komm raus, die Ehefrau wird angelogen, ebenso Freunde, Bekannte, Verwandte, Arbeitskollegen. Und sich selbst belügt man auch. Ich habe mich über zwei Jahre lang angelogen - und es hat geklappt. Mir war nämlich immer klar, dass ich morgen gewinnen werde.

Ich war so sehr davon überzeugt, dass ich schon (Oh mein Gott, jetzt wird's aber wirklich peinlich) Excel-Listen angelegt habe, in denen ich meinen Gewinn verteilte. Und weil ich mir so sicher war, dass ich alles richtig mache und ab morgen gewinnen werde, kam es mir gar nicht so vor, als würde ich lügen. Es war nur so: Ich konnte das ja nicht erzählen, niemand würde es verstehen, aber wenn ich erst mal viel Geld gewonnen hätte, dann wären sie ja auch froh.

Natürlich gibt man nicht zu, in einer Spielhalle oder an einem Pokertisch gewesen zu sein. Man fängt an, heimlich zu spielen - und damit auch, heimlich zu leben.

Wenn man mal nicht spielen kann, wird man leicht aggressiv und ist ziemlich unruhig. Man denkt andauernd ans Spielen, an bestimmte Spielsituationen, an bestimmte Automaten, an bestimmte Pokerblätter. Und mit andauernd meine ich andauernd: beim Aufwachen, beim Zähneputzen, Duschen, Brötchen schmieren, Frühstücken, Anziehen, zur Arbeit fahren ... bis zum Einschlafen.

Ich habe unentwegt an bestimmte Situationen am Pokertisch gedacht, an bestimmte Blätter - ich war so sehr gefangen von diesen Bildern, dass ich alles andere nur noch nebenbei gemacht habe.

Irgendwann realisiert man, dass man viel verloren hat. Dann sagt man sich, „ich muss wenigstens die Verluste wieder reinkriegen!"

Wenn man den Absprung vom Spielen nicht schafft, droht eine kriminelle Karriere. Denn zum Spielen braucht man Geld, viel Geld.

Wo das Geld herkommt, ist egal, und wenn es durch Betrügereien ist oder durch andere sogenannte Beschaffungskriminalität. Gelegentlich hat der Spielsüchtige auch helle Momente, in denen er erkennt, dass er vom Spielen nicht lassen kann. Er hat es schon ein paarmal versucht, aber es hat nicht funktioniert. Hilfe holen möchte er nicht, denn dazu schämt er sich zu sehr, darüber hinaus würde er dann auf die geliebte Spielsituation verzichten müssen. Dabei ist doch der Pokertisch der Ort, wo es ihm am besten geht. Oder die Spielhalle: die Leute dort mögen ihn, bringen ihm Cola, Pizza - alles kostenlos. Außerdem, wenn er jemanden davon erzählte, die könnten ihn ja als Charakterschwach einstufen, als Loser!

Dann will er unbedingt das Spiel austricksen: Irgendwie muss es doch gelingen, diesen verdammten Geldspielautomat zu überlisten - oder die Pokertheorie so sehr zu büffeln, dass man mehr weiß als die anderen Spieler und mit diesem Wissen dann gewinnen kann.

Es kommen dann merkwürdige Gedanken, die stark an Aberglauben erinnern: man glaubt, den Automaten „lesen" zu können. Beim Roulette glaubt man, Serien zu erkennen („Jetzt ist 8-mal hintereinander Rot gekommen, jetzt muss Schwarz kommen!"). Das ist natürlich - der Leser ahnt es schon - völliger Quatsch: es könnte 2.382 Mal hintereinander Rot gekommen sein: die Wahrscheinlich für Schwarz oder Weiß wäre genauso groß wie immer.

Der Spielsüchtige hat einfach die Kontrolle über sein Spielverhalten verloren. Das kann ich relativ leicht verdeutlichen: Gewinne ich, spiele ich weiter, um noch mehr zu gewinnen. Verliere ich, spiele ich weiter, um überhaupt etwas zu gewinnen. Ich darf niemals aufhören, denn das würde ja bedeuten, ich könnte keinesfalls mehr die Verluste wieder zurückgewinnen oder mir würde zusätzlicher Gewinn entgehen.

Das gemeine am Spielen ist dabei, dass es ja gar nicht mehr ums Geld geht, sondern um den Kick! Das dopaminerge System im Körper hat sich durch das exzessive Spielen nämlich verändert.

Es ist einfach ein Teufelskreis, aus dem man alleine nicht herausfindet, es sei denn vielleicht, man ist Chuck Norris. Ich jedenfalls musste mir Hilfe holen. (Außerdem mag ich Chuck Norris nicht.)

Puh, das alles aufzuschreiben macht mich ganz schön fertig. Sucht ist so ätzend.

Und ab wann ist man nun spielsüchtig?

Ich denke, ab dem Zeitpunkt, wo man nicht mehr aufhören kann. Und dieser Zeitpunkt ist bei jedem Spielsüchtigen verschieden. Es gibt also keine exakte Definition über den Zeitpunkt. Es gibt nur Anzeichen: Heimliches Spielen, Geld leihen, keine anderen Interessen mehr - sucht Euch was aus!

Ein kluger Mann hat mal gesagt „Der höchste Gewinn ist die Spielfreiheit! Mehr kann man nicht gewinnen."

PS: Der kluge Mann heißt übrigens Kai Sender und ist glücksspielsüchtig.

Von ehrenamtlichen Lehman Brothers, einer Zeitschrift und erträumten Rachefeldzügen

Donnerstag, 19. Januar 2012

Es ist geschafft, meine Selbsthilfegruppe „GGG Gemeinsam gegen Glücksspielsucht" ist seit Freitagabend ein Verein! Zusammen mit Thomas bin seit meinem Therapieende mehr oder weniger für die Organisation und die Gruppenabende verantwortlich. Das macht Spaß, war aber auch unbefriedigend, denn wir hatten keine Satzung oder ein ausführlicheres Regelwerk für besondere Situationen. Und von denen gab es im letzten Jahr genug.

Darüber hinaus erhielten wir vor kurzem per Zufall die Nachricht, dass das Gebäude des Sozialpsychiatrischen Dienstes im Behandlungszentrum Nord, in dem wir jeden Donnerstag tagen, bald umgebaut wird. Für die lächerliche Dauer von ca. 18 Monaten wird uns unser bisheriger Gruppenraum nicht mehr zur Verfügung stehen. Folglich mussten Thomas und ich uns in den letzten Wochen um einen neuen Gruppenraum bemühen, den man hier in Bremen-

Nord aber nicht so leicht findet, wie man sich das vielleicht denkt. Und um den Raum bezahlen zu können, war es nötig, dass wir einen Antrag auf Kostenübernahme an das Gesundheitsamt Bremen schreiben. Und um das Geld zu erhalten, brauchten wir ein Konto.

Da wir als Glücksspielsüchtige aber streng auf den korrekten Umgang mit Geld achten, wollten wir die Zahlung nicht auf eines unserer privaten Konten überweisen lassen. Um aber ein Konto als Selbsthilfegruppe zu erhalten (Alter Belgier Schweizer Schwede, das ist aber eine komplizierte Erklärung bisher ...), braucht es eine rechtliche Stellung, die eine Selbsthilfegruppe, wie wir sie waren, nicht hat.

Thomas und ich waren bei verschiedenen Banken in Bremen-Vegesack und hofften darauf, dass wir auch als „normale" Selbsthilfegruppe ein Konto einrichten könnten, aber dat war nix!

Ich habe den Eindruck, dass das Wort „Glücksspielsüchtige" eine nicht unerhebliche unerfreuliche Wirkung auf die betreffenden Bankmitarbeiter hatte. Nachdem wir das gesagt hatten, waren die Schotten dicht. Bei einem Institut hätten wir danach noch nicht einmal ein privates Konto einrichten können.

Nun ja, vielleicht sollte ich dafür Verständnis haben: Erst der Konkurs der Lehman-Brothers und jetzt kommen auch noch die Bremen-Norder Spielsüchtigen an, das wäre ja auch zu viel des ~~Guten~~ Schlechten.

Was also blieb übrig? Tata: die Gründung eines Vereins.

Also habe ich mich schlau gemacht über Vereinsrecht, Vereinsgründung, Satzung, Gründungsversammlung, Aufgaben und Pflichten eines Vorstands, auch die eines Kassenprüfers, Pflichten und Rechte einer Mitgliederversammlung, Erlangung der Gemeinnützigkeit, Abgabenordnung des Finanzamtes, Eintragung ins Verreinsregister, Protokolle, Formulare, steuerliche Regelungen für Vereine, Aufgaben eines Versammlungsleiters und eines Wahlleiters und noch ungefähr 35 weitere Punkte.

Dann musste ich das alles zusammen mit Thomas ja auch noch formulieren, querlesen, korrigieren, aufsetzen.

Gleichzeitig stellten wir einen vernünftigen und ausführlichen Antrag auf Kostenübernahme nicht nur für die Miete des Gruppenraumes - auch für Literatur und für Öffentlichkeitsarbeit - neue Flyer und Poster, die ich in InDesign setzen werde - und natürlich für Telefonkosten, Büromaterial und so weiter. Auch für Fahrtkosten für Besuche von Gruppenmitgliedern in ihrer stationären Therapie haben wir einen Zuschuss beantragt. Ebenso möchten wir in diesem Jahr eine Wochenendklausur einlegen, damit wir als Gruppe einmal ungestört über mehrere Stunden verschiedene Themen erarbeiten können. (Übrigens ist eine unser Ideen, eventuell das Marienstift in Neuenkirchen zu besuchen. Aber das ist noch in der Gedankenplanungsphase.) Auch dafür werden wir Geld brauchen.

Mögliche Themen könnten sein:
- *10 Goldene Regeln um spielfrei zu bleiben*
- *Symptome für einen Rückfall (Rückfallvermeidung)*
- *Ehrlichkeit (zu sich selbst , Familie, Freunde)*
- *Alternativen zum Spielen (soziale Kontakte, Freizeitgestaltung)*
- *Vertrauen zurück bekommen (Familie, Partner und zu sich selbst)*
- *Wo bin ich in X Tagen, Monaten, Jahren (Ziele finden und setzen)*

Wer meint, das sei alles doch nicht so teuer und könnte von uns selbst beglichen werden, der denke bitte daran, dass Glückspielsüchtige in ihrer Spielfreiheit generell wenig Geld haben: die Schulden, die während des Spielens gemacht wurden, drücken und außerdem haben die meisten Spielfreien nur noch wenig Taschengeld.

Und dann besuchten Thomas und ich eines Montagmorgens den für uns zuständigen Mitarbeiter des Gesundheitsamtes in Bremen. Während wir einen ganzen Vormittag zusammen gesessen und den

Schriftkram erledigt hatten, riefen wir ihn schon mal an, um ihn über unser Anliegen zu informieren. Gleichzeitig baten wir ihn um einen Termin. Wenige Tage später waren wir schon frühmorgens dort.

Zwei Stunden unterhielten wir uns, stellten die Gruppe vor und berichteten ihm von unseren Plänen. Mir war dieser Besuch sehr wichtig, denn jetzt hat dieser Mitarbeiter Gesichter vor Augen, die er mit der Selbsthilfegruppe verbinden kann. Er wird sich an unsere Gruppe somit besser erinnern.

Was habe ich noch gemacht? Ach ja, zusammen mit Thomas habe ich einen Raum für unsere Gruppe gefunden. In einer Kirchengemeinde werden wir ab März einen Raum für uns haben, jeden Donnerstag von 19.00 bis 21.30 Uhr, wie gehabt. Die Gemeinde ist gut zu erreichen, es gibt ausreichend Parkplätze und teuer ist es auch nicht. (Und eine der wichtigsten Voraussetzungen für effiziente Gruppenarbeit ist auch vorhanden: eine Mörder-Kaffeemaschine!)

Letzte Woche habe ich endlich meine Zustandsbeschreibungsmail an Horst Schwennen geschickt und ihm von mir und den letzten Monaten berichtet. Die Mail war ellenlang, aber in seiner Antwort schrieb er, wie sehr er sich darüber gefreut hat. Ein paar Tage später haben wir auch telefoniert und ich habe von ihm noch wichtige Informationen über Spielsuchtstatistiken (Ich bin ein Freund des Zusammenschreibens!) erhalten.

Was hat mich noch beschäftigt? Laut dem Bremischen Spielhallengesetz (BremSpielhG) vom 17. Mai müssen Spielhallen eine sogenannte Spielersperrliste führen:

> *§ 4(1) Die Betreiberin oder der Betreiber einer Spielhalle ist verpflichtet, die Spielerinnen und Spieler zu verantwortungsbewusstem Spiel anzuhalten und der Entstehung von Spielsucht vorzubeugen. Zu diesem Zweck hat sie oder er [...]*

> *§ 5. eine Spielersperrliste zu führen, die Identität sämtlicher Spielerinnen und Spieler vor Spielbeginn anhand eines amtlichen Ausweises mit der Spielersperrliste abzugleichen und Personen, die eine Aufnahme in die*

> *Liste verlangen (freiwillige Selbstsperre), während des vereinbarten Zeitraums vom Spiel auszuschließen.*

Tja, und wie formuliere ich das jetzt? Gelegentlich frage ich mich, ob das wirklich Usus ist. (Und ich stelle mir vor, wie leicht es wäre, das zu überprüfen und den Spielhallenbetreibern, die das nicht tun sollten, genügend Motivation zukommen zu lassen, diese Richtlinie doch auch einzuhalten. Ach ja ... das wäre schön!) (Aber das ist nicht meine Aufgabe und wahrscheinlich nur ein Rachegedanke.) (Obwohl: Gefühle soll ich ja zulassen!)

Manche Therapierten nerven mich!

Montag, 30. Januar 2012

Bin ich eigentlich zu ungeduldig oder erwarte ich zu viel oder habe ich kein Verständnis oder wie oder was?

Da hat jemand eine Therapie absolviert, hat also das Wesentliche über Sucht im Allgemeinen und seine Sucht im Besonderen erfahren, hat gemerkt, dass besonders für Süchtige der Zugang zu ihren Gefühlen, dass Konfliktfähigkeit und Reden trainiert werden können. Und dann sitzt er oder sie in der Gruppenstunde da und sagt in der Einführungsrunde nur, dass es ihm gut geht - und das sagt er jedes Mal, in jeder Gruppenstunde. („Mir geht es gut, alles in Ordnung.")

Und dann hält er während der Gruppenstunde den Mund und äußert sich nicht, sagt nichts über seine Ängste, Sorgen, Freuden, Hoffnungen, Enttäuschungen, lässt nicht erkennen, wie es ihm geht, was ihn ihm abläuft. Er beteiligt sich nicht an den Diskussionen, gibt keine Anregung, keinen Hinweis - nix.

Spreche ich ihn darauf an, meint er, er höre eben lieber zu und lerne daraus, was die anderen sagen.

Mich ärgert das. Soll ich ihm das sagen? Dass mich sein Verhalten nervt?

Wahrscheinlich sollte ich ihm das mitteilen, denn er hat ja ein Recht auf meine Meinung, auf Kritik an seinem Verhalten. Dafür ist schließlich eine Selbsthilfegruppe (auch) da: Trainingsraum für Kritik anhören, Kritik annehmen, Kritik üben.

Auf der anderen Seite verteidige ich stets den Standpunkt, dass jeder das **Recht auf seinen eigenen Erkenntnisstand** hat. Ich habe da schon einige Gespräche drüber geführt. Für mich hat jeder das Recht, an einer Gruppe teilzunehmen, selbst wenn er jede Woche einen Rückfall hat.

Manche Spielsüchtigen oder Alkoholiker sind halt noch nicht weiter? Ist es nicht arrogant von mir, jemanden als noch nicht weiter fortgeschritten in seiner Spielfreiheit einzustufen? Bilde ich mir da nicht etwas ein? Kann ich das überhaupt beurteilen?

Also manchmal ja: Wenn jemand noch nichts von Schlüsselreizen gehört hat oder bestimmte falsche Rückschlüsse zieht: „Ich bin vom Novoliner abhängig, aber vom Pokern könnte ich nie süchtig werden."

Aber reicht sein Verhalten in der Gruppe aus, um ihn einordnen zu können - einordnen zu dürfen? Ich bin da momentan sehr unsicher. Außerdem habe ich gelernt, dass etwas, das mich ärgert, auch immer sehr viel mit mir zu tun hat.

Warum also ärgert mich das? Habe ich Angst, dass ich selbst nicht genug an mir gearbeitet habe, dass ich schon „weiter" sein könnte? Und was ist dieses „weiter?" Möchte ich souveräner sein, als ich es derzeit bin?

Möglicherweise bin ich einfach unsicher, denn ich habe eigentlich keine Lust, in den Gruppenstunden den Alleinunterhalter zu spielen, derjenige zu sein, der sich immer beteiligt. Was steckt dahinter? Habe ich vielleicht Angst, dass ich anderen auf die Nerven gehe? „Jetzt kommt der Sender wieder mit seinen Gefühlen!"

Neulich sagte mir jemand, ich stellte oft so fiese Fragen. Aber das hätte ihm geholfen. Für mich sind die Gruppenstunden, ob in meiner Reha-Gruppe oder in der Selbsthilfegruppe, sehr wichtig, sie halten mich wach und sie lehren mich manches. Und wenn sie mich nur die Unsicherheit lehren, die ich momentan empfinde. Ich darf unsicher sein.

Lachen auf einer Beerdigung

Dienstag, 31. Januar

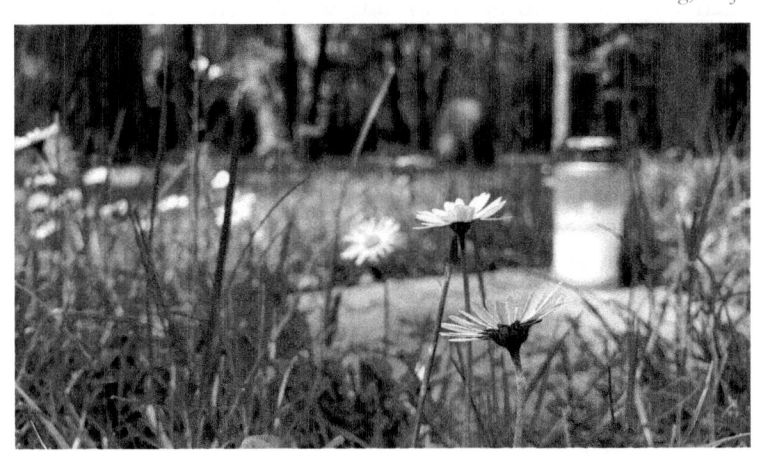

Dass ich in den letzten Monaten (Monaten? Im letzten Jahr!) gelernt habe, mehr auf meine Gefühle zu achten, sie wahrzunehmen, sie anzunehmen, über sie zu reden und sie sogar zu zeigen, wisst Ihr ja inzwischen. So etwas zu lernen, ist kein leichter Prozess. Ich brauchte meine Zeit, ich brauchte die Übung darin, auf Gefühle zu achten.

Und wie das so ist, wenn man etwas lernt: es klappt nicht sofort von Anfang an, sondern es gibt immer wieder auch Rückschläge, man hat zu Beginn eben erst Schwierigkeiten mit dem Lehrstoff. (Heißt es Lehrstoff oder Lernstoff?)

Je länger ich das mache, desto leichter fällt es mir. Und neulich sind mir sogar bei einem Film die Tränen gekommen und ich habe sie nicht unterdrückt. Na ja, jedenfalls nicht richtig unterdrückt. Nur so ein bisschen. Immerhin, das war schon ein ziemlicher Fortschritt für mich.

Ich musste mich mit der Zeit erst daran gewöhnen, dass es keine guten oder schlechten Gefühle gibt, höchstens unangenehme und angenehme. Mit den letzteren ist es ja einfach: die machen Spaß. Wer lacht nicht gerne? Damit werden wohl die wenigsten Süchtigen ihr Problem haben.

Was mir beim Schreiben darüber gerade auffällt: Als ich in meiner stationären Therapie im St. Marienstift in Neuenkirchen zusammen mit über einhundert anderen Patienten war, haben alle meine Mitpatienten eigentlich nur angenehme Gefühle gezeigt. Lachen war gang und gäbe, Freude wurde schon seltener gezeigt, und Traurigkeit oder Tränen gab es in der Öffentlichkeit selten, nur in den Gruppenstunden, aber auch da nur, wenn es „zur Sache" ging.

Was mir als Süchtigem mit diesem vermaledeiten Gefühlsproblem beim Zugang zu Gefühlen geholfen hat, ist die Erklärung, dass jedes einzelne Gefühl seine Berechtigung hat. Und das war für mich erst mal etwas Neues.

Neid? Wut? Sogar (Gott, Buddha, Kai [nicht unbedingt in dieser Reihenfolge] bewahre!) Hass? Darf ich hassen? Ja, ich darf.

> *Das Gefühl, das auftaucht, ist* **nämlich einfach da.** *Es fragt nicht, ob es jetzt eventuell irgendwie unpassend sein könnte, wenn es mal eben auftaucht? Nur ganz kurz, ob das möglich wäre? („Ich bin dann auch gleich wieder weg, sorry, geht das wohl so zwischendurch?")*

Das Gefühl, das auftaucht, nimmt keine Rücksicht darauf, ob es uns gerade gut tut. Es ist einfach unsere Reaktion auf Situationen. In einer lustigen Situation muss ich lachen, in einer traurigen Situation werde ich traurig und in einer ärgerlichen Situation werde ich ärgerlich.

Das Gefühl spiegelt mir quasi die Situation, in der ich mich befinde. (Ich finde es übrigens bemerkenswert, dass unser Sprachgebrauch ist „da musste ich lachen" - das erklärt doch einiges, oder?) Das Gefühl - egal welches - ist immer in Ordnung.

Die Situation mag nicht passen für das Gefühl. Das Gefühl dann zu zeigen, kann unangebracht sein. Aber dann ist es umso wichtiger, sich des Gefühls bewusst zu sein. (Das klassische Beispiel ist hier ja lautes Lachen auf einer Beerdigung - das Gefühl ist da, warum auch immer, aber es zu zeigen, wäre nicht richtig, denn dann würde ich die Gefühle der anderen zu sehr stören.)

Wenn ich mit der Zeit lerne, mit meinen unangenehmen Gefühlen umzugehen, dann machen Sie mir keine Angst mehr, wie es früher der Fall war. Und mit der Zeit lerne ich auch, dass ich die

Gefühle beeinflussen kann, dass sie mich nicht überraschen müssen. Und dann - erst dann - habe ich einen Zugang zu ihnen gefunden. Wenn sie für mich normal geworden sind. In traurigen Situationen muss ich halt weinen. Okay, das ist so. Dann bin ich eben darauf vorbereitet und werde nicht mehr davon überrascht.

Warum muss dann mein Gruppenkollege lachen, wenn ich die Situation nicht ansatzweise komisch finde? Warum muss ich weinen, wenn die anderen das nun gar nicht traurig finden oder nicht gerührt sind?

Weil wir alle diese Situationen aufgrund unserer Erziehung, unserer Geschichte, unserer Familien („Jesus!")(Obwohl, der kann ja auch nichts dafür), unserer persönlichen Wertvorstellungen und Einbindung in andere Lebensbereiche anders wahrnehmen. Wir sind alle unterschiedlich.

Ein Gefühl taucht also nicht nur wegen einer bestimmten, jetzt gerade aktuellen Situation auf, sondern auch wegen unseres persönlichen Hintergrunds, der diese Situation völlig anders aussehen lassen kann als bei unserem Nachbarn. (Ich glaube, Horst Schwennen, mein systemischer Therapeut aus Bersenbrück, mag diese Sätze!)

Deshalb möchte ich die Gefühle anderer stets respektieren, selbst wenn ich sie nicht verstehen kann. Das fällt mir nicht immer leicht, aber auch das kann ich lernen.

Das Lohnniveau der Bremer Bürgerparktombola, vier Schritte und ein Mandelkeks

Donnerstag, 16. Februar 2012

Hier in Bremen verficht der Senat die Forderung nach einem Mindestlohn von 8,50 Euro/Stunde und drängt darauf, dass staatlich unterstützte Institutionen und Firmen diesen auch zahlen.

Und nun gab es vor kurzem in der Bremer Tageszeitung **Weser-Kurier** die Meldung, dass die Bremer Bürgerparktombola, die nun wirklich jeder Bremer kennt und die gefühlte 14 Monate pro Jahr ihre mit lauter Ballermannmusik verlärmten Losverkaufsbuden nebst dämlichen Lautsprecherdurchsagen strategisch über Bremen verteilt stehen hat, einigen Mitarbeitern - nämlich den in den engen Verkaufskabinen stehenden und frierenden - nur 6,20 Euro pro Stunde zahlt.

Das war ja schon mal ein Grund, warum ich mich richtig geärgert hatte. Als ich dann aber noch las, dass der Präsident des Bürgerparkvereins, Joachim Linnemann, sagte, die Mitarbeiter der Tombola könnten die Differenz zwischen ihrem Stundenlohn und dem vom Bremer Senat angeschobenen Mindestlohn ja als Spende für den Bürgerpark betrachten, wurde aus meinem Ärger echte Wut.

Ich war wütend auf einen offensichtlich nicht mehr in der Realität lebenden und zu wohlhabenden Funktionsträger und dessen Gleichgültigkeit. Die Bäume im Bürgerpark interessieren ihn sehr. Und die Menschen?

Warum erzähle ich Euch diesen Quatsch?

Zum einen, weil es mir gefällt, dass ich mittlerweile auch wütend sein kann und es mir direkt Spaß macht, meine Gefühle zu zeigen (Denkt bitte an Schritt vier ...) und zum anderen, weil ich beim Basteln und Hochladen eines Bildes zu dem Thema auf Facebook darüber nachdachte, dass ich ja sowieso keine Lose der Bürgerparktombola kaufen würde, denn ich bin ja spielsüchtig.

> *Ist das so? Will ich so ein Los kaufen? Ist das nicht ein Glücksspiel? Darf ich das? Geht das zu weit? Ist das nicht wie Pokern?*

Ich sprach gestern mit Thomas (er ist mein absoluter Lieblingsthomas, das muss ich hier mal ganz klar sagen) darüber. Wir waren kurz vorher in einer Kirchengemeinde, die uns einen Raum für unsere Selbsthilfegruppe zur Verfügung stellt, und hatten die Raummiete bezahlt, Schlüssel in Empfang genommen und waren dann noch zum mir gefahren, um ein wenig zu quatschen, bei Kaffee und hervorragenden Mandelkeksen.

Ich erzählte ihm von meinen Gedanken: Loskauf ja oder nein? Und er brachte es mit einer guten Idee auf den Punkt: Wenn ich mich dabei wohl fühlte, sollte ich es machen. Wenn ich mich dabei nicht wohl fühlte, sollte ich es lassen.

So einfach ist das.

Mann muss es nur einmal von anderen hören, weil man von selbst vielleicht nicht auf das Naheliegende kommt.

Nun, ich weiß genau, ich würde mich sehr sehr unwohl fühlen, wenn ich ein Los kaufen würde, abgesehen von dem Ärger über diese Tombola. Es wäre mir peinlich, ich würde mich schämen - weil es für mich nicht richtig wäre.

Der Rat meines Gruppenkollegen war sehr gut und hilfreich. Thomas konnte mir das aber nur sagen, weil ich über meine Gefühle geredet habe. Und weil er selbst auch stark an sich arbeitet und daher genau weiß, wie es mir geht. Thomas und ich sind einfach ein Traumgespann.

Irgendwann ...

Montag, 20. Februar 2012

Werner, wir haben in der Klinik öfter in einer Gruppenstunde nebeneinander gesessen, wir haben uns gestritten, miteinander gelacht, waren traurig und berührt, hatten gemeinsam die Hoffnung, unsere Sucht zu besiegen, hatten Angst, es vielleicht doch nicht zu schaffen und wir haben uns oft unterhalten, nachdem wir uns näher kennengelernt hatten.

Erst war da eine Distanz, dann Respekt, dann eine Nähe.

Nach der Therapie gab es zwischen uns die eine oder andere Mail und in der letzten Woche erst hast Du mir noch einen Link zu einem Video über Spielsucht gegeben. Wir haben uns darüber ausgetauscht. Wir wussten beide, um was es bei der Sucht geht, wir hatten die Kenntnis über ihre Mechanismen. Aber wir wussten auch, dass es sehr schwer werden kann, trocken oder spielfrei zu bleiben. Dass es ein Kampf ist, spürten wir beide schon vor der Klinik.

Du hast diesen Kampf verloren.

Deine Kraft war zu Ende gegangen. Hilfe konntest Du Dir nicht mehr holen, dazu hat es nicht gereicht.

Ich weiß nicht, wen Du hinterlässt. Wer Dich geliebt hat, wen Du geliebt hast. Ich weiß nicht, ob Du Liebe gekannt hast, echte, wahre und bedingungslose Liebe? Ich kenne Deine Träume und Hoffnungen nicht. Was wolltest Du werden? Wer wolltest Du einmal sein? Wem wolltest Du zur Seite stehen? Was wolltest Du sehen, entdecken, berühren in Deinem Leben?

Ich bin traurig, dass Du nicht mehr bist.

Ich weine um Dich und Dein Leben.

Ich werde Dich in Erinnerung behalten, als meinen Mitpatienten, der es so schwer hatte.

Dein letzter Satz an mich war: „Bist ein Guter!".

Dankbar und traurig werde ich: Weitermachen!

Vom Verbrauch von Papiertaschentüchern, Erschöpfung und meiner Wut

Freitag, 24. Februar 2012

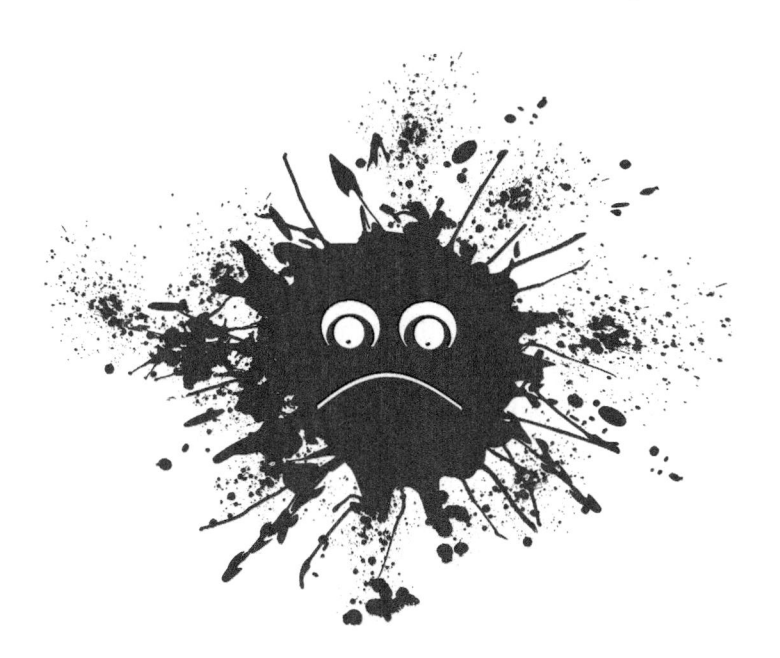

Ich bin erschöpft, nicht körperlich oder geistig (manche sehen das wohl anders ...) aber seelisch. Der Suizid meines Mitpatienten geht mir doch näher, als ich dachte.

Dieses Hin und Her mit den Gefühlen, die sein Tod bei mir auslösen - das schlaucht. Ich übe mich ja nun schon längere Zeit darin, meine Gefühle wahrzunehmen. Und was mir früher, in meiner aktiven Suchtzeit, kaum oder nur äußerst schwer gelang, nämlich mich den unangenehmen Gefühlen zu stellen, sie mir mal näher anzusehen und zu überlegen, woher das nun wieder kommt, was ich gerade empfinde, das klappt heute bei mir erstaunlich gut.

Ich bin nun nicht gerade ein Gefühlsbolzen geworden, aber von meiner Wahrnehmung und Reaktion auf meine Gefühle her betrachtet, bin ich einen großen Schritt nach vorne gekommen. (Vielleicht auch drei Schritte.)

Das hat zum einen enorme Vorteile für mich. Ich habe mittlerweile begriffen, wie extrem, unglaublich, wahnsinnig, radikal wichtig Gefühle für meine eigenen persönlichen Entscheidungen sind - und für die Entscheidungen aller anderen Menschen. Und ich meine ALLER Menschen, denn selbst jene, die ihre Gefühle nicht kennen, sie nicht wahrnehmen, handeln den Großteil ihres Lebens aus dem Gefühl heraus und nicht etwa aus Überlegungen oder Nachdenken.

Diese ganze Gefühlswahrnehmung - manche sagen auch Gefühlsduselei - hat aber auch Nachteile: Sie kann ziemlich anstrengend sein und es ist natürlich schwieriger, sich etwas zu stellen, was unangenehm ist, als davor davonzulaufen. Weinen macht nun mal keinen Spaß und ist für einen Mann oft auch peinlich, besonders dann, wenn andere damit nicht umgehen können - also meistens. :-((Und dann bedenkt bitte die Kosten für Papiertaschentücher).

Egal, als ich vor kurzem mit Gisela im Kino war, in dem wunderbaren „Ziemlich beste Freunde" habe ich am Ende auch geweint. (In aller Öffentlichkeit! Yep!)

Gefühle wahrzunehmen ist also manchmal nervig für mich. Aber vor ihnen davongelaufen bin ich in meiner Sucht genug. Meine Wegstrecke reicht da für ca. vier Leben.

Also stelle ich mich weiterhin der Traurigkeit über Werners Tod und auch dem Ärger und der Wut, die sein Selbstmord bei mir auslösen. Es ist nicht Wut über ihn, sondern über die Sucht, die so gnadenlos ist, dass sie bis zum Tod geht, falls sie nicht gestoppt wird.

Wenn ich mich mit meinen Gefühlen nicht auseinandersetzen würde, wenn ich nicht darüber reden würde, dann wäre die Gefahr eines Rückfalls bei mir groß. Denn dann würden sich diese unangenehmen Gefühle weiterhin in mir tummeln. Und mit der Zeit würde es ziemlich eng. Dann würde ein unangenehmer Druck entstehen, auch Spieldruck oder Saufdruck.

So aber, indem ich darüber rede (oder hier schreibe), lasse ich den Druck raus. Mein Ventil ist das Reden.

In meiner Gisela habe ich die ideale Ansprechpartnerin, der ich nicht großartig erklären muss, was Sache ist. Sie versteht mich, weil sie zuhört. Sie lässt mich reden und unterbricht mich nicht schon nach dem zweiten Satz, wie es sonst bei vielen anderen der Fall ist.

Die Realität

Montag, 27. Februar 2012

hallo kai,

ich habe scheisse gebaut und sehe es ein.

mein therapeut sagt aus einem rückfall lernt man, es ist nicht das ende, es geht weiter. montag in der gruppe, da gibt es erst mal saueres, warum und weswegen ich gespielt habe und so!

ich habe sehr viel geld auf meinem konto, über 100.000 tausend euro, keine schulden mehr. ich habe sehr viel bewegt, so ist es nicht, und ich bin stolz darauf, aber nicht auf den rückfall.

Und das geld habe ich gesichert, ohne dass meine schwester nicht mit unterzeichnet, geht kein geld von meinem konto. Ein vormund kommt überhaupt nicht in frage, dann breche ich alles ab.dann biste nichts mehr wert, nee das werde ich niemals tun, ich lasse mir schon sehr viel einfallen, was ich besser machen kann oder worauf ich achten muss.

Lg G.

Herr, Deine Güte reicht so weit!

Sonnabend, 3. März 2012

Was diese nicht allzu gängige Überschrift bedeutet, erfahrt Ihr am Ende dieses Textes. Ein wenig Spannungsaufbau muss mir ja gestattet sein.

Ich habe in der letzten Woche ein paar Tage auf meinen DSL-Zugang verzichten müssen und nahm solange den Laptop Giselas, um dort meine Mails abzurufen.

Als ich das erste Mal auf die Liste der eingegangen Mails schaute, konnte ich es kaum glauben: die Eingangspost bestand nicht nur zu ca. 90 % aus Spam - das wäre ja noch normal. Doch dieser Spam setzte sich in der Mehrheit auch noch aus Casino- oder Pokermails zusammen.

So, und warum war ich nun überrascht?

Weil ich das nicht mehr gewohnt bin. Ich habe bei mir, an meinem Notebook, mit einigen Skripten den Spamschutz so hervorragend eingestellt (*auf-die-schulter-klopf*), dass ich schon monatelang keine Pokermails mehr erhalten habe.

Jede Mail mit Begriffen wie Poker, FullHouse, Las Vegas, Phil Ivey und so weiter wird gnadenlos an meinen Augen vorbei direkt dahin befördert, wo sie hingehört - nämlich in den Papierkorb.

Es ist nicht so, dass diese Mails bei mir Spieldruck ausgelöst haben. Doch eines haben sie verursacht: zuerst Ärger über diese Werbungen, die mich mit mehreren Hundert Euros locken wollten, Onlinecasinos zu besuchen und mich dort an den Pokertisch zu setzen. Früher bin ich darauf reingefallen. Ich habe mich dann in einem neuen Onlinecasino angemeldet, ein paar Hundert Dollar eingezahlt und bekam dieselbe Summe noch einmal obendrauf - quasi „geschenkt".

Es gibt im Netz sogar Seiten, die sich auf solche Promotionen spezialisiert haben und stets die neuesten Bonusprogramme auflisten. Dort findet der geneigte Glücksspielsüchtige dann auch Programme, die ihm mal eben so 1.000 Dollar schenken. Ach Buddha, die habe ich mehrfach besucht!

Ich habe sogar den Eindruck, dass die Software dieser Casinoseiten neue Spieler öfter gewinnen lässt als andere Zocker, aber das ist nur ein Gefühl und ich kann es nicht mit Sicherheit sagen. Mir kommt es heute so vor, denn in der ersten Zeit in einem neuen Casino hatte ich regelmäßig gewonnen. (Natürlich habe ich im Laufe der Zeit wieder alles verspielt, aber das ist Euch wohl klar.)

Der **Ärger** über diese Flut an Werbemails tat mir gut. Ich habe ihn genossen.

Das zweite Gefühl war **Erstaunen**: So gut habe ich mich in letzter Zeit geschützt? Ich war es nicht mehr gewohnt, solche Mails zu sehen? Es war eine erstaunliche Erinnerung an alte Zeiten.

Und was war das dritte Gefühl?

Unsicherheit - habe ich mich vielleicht zu sehr vor Schlüsselreizen geschützt, müsste ich eventuell anfangen, mich Schlüsselreizen zu stellen?

Nun, darauf habe ich dann doch eine klare Antwort erhalten: Ich habe es nicht nötig, mich dem auszusetzen. Ich bin ich, und ich entscheide, inwieweit ich mich dem aussetze. Und wenn ich mich beim Wahrnehmen von Schlüsselreizen unwohl fühle, dann vermeide ich diese Situationen. Nicht von ungefähr habe ich die Sportsender, die Pokerturniere übertragen, aus meinem TV verbannt. Ja, ich weiß noch nicht einmal, wann die nächste WSOP stattfindet, die Weltmeisterschaft der Pokerspieler. Und das ist auch gut so.

Die Bestätigung für diese Einstellung habe ich vorgestern Morgen erhalten. Ich saß im Wartezimmer meiner Ärztin und nahm den SPIEGEL zur Hand. Ich schlug das Inhaltsverzeichnis auf und las die Ankündigung eines Artikels (Spiegel 8/2012 Seite 110 ff.) über eine Pokerschule. Die ersten Sätze waren ohne Dynamit für mich.

„Gut eine halbe Million Deutsche pokern online, die meisten mit Verlusten. Eine Pokerschule in Gibraltar macht nun aus Amateuren erfolgreiche Profis." Doch dann hieß es „Einige der Schüler erzocken Zehntausende Euro pro Monat." - Dieser letzte Satz reichte aus, um mir innerhalb eines Bruchteils einer Sekunde Appetit auf Poker zu machen. So einen hohen Gewinn mit Poker zu machen, und das auch noch monatlich?

Das ist zweieinhalb Jahre lang mein Traum gewesen! Ich war heiß! - Wenn auch nur für wenige Sekunden. Dann gewannen meine Spielfreiheit und meine derzeitige, sehr hohe Zufriedenheit mit mir wieder die Oberhand.

Offensichtlich bin ich so souverän mit meiner Suchtakzeptanz, dass ich schnell erkennen konnte: ich wurde eben getriggert! Dann musste ich laut lachen, in einem Wartezimmer, und dachte mir, jetzt bist Du aber fast reingefallen auf diese dämlichen Schlüsselreize, gib acht, Alter!

Ja, und genau das tue ich, muss ich weiterhin tun, den Rest meines Lebens: achtgeben auf mich und meine Gefühle, auf meine Gedanken. Ich werde mich also weiterhin beobachten und mir dabei selbst helfen.

Und wenn ich das in meiner Selbsthilfegruppe erzähle, wie ich es an dem Abend auch gemacht habe, helfe ich damit meinen Gruppenmitgliedern, anderen Spielsüchtigen. Und so wird aus einer Situation, in der ich erst getriggert wurde und dann darüber lachen musste, etwas durchaus Positives - und davon kann ich Euch hier erzählen.

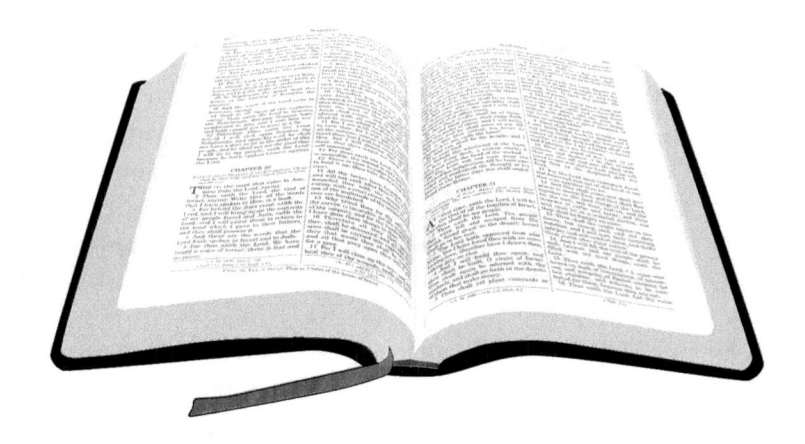

Und da wir gerade beim Positiven sind: neulich ist jemand auf diesen Bericht über Glücksspielsucht über Google gekommen, indem er den Suchbegriff eingegeben hat: „Ich habe eine eigene Spielhalle und mache jeden Monat minus;" - Ach ja, da kann ich nur einstimmen in den biblischen Lobgesang in dem Psalm 36,5: „HERR, deine Güte reicht, soweit der Himmel ist, und deine Wahrheit, soweit die Wolken gehen."

Da hat also jemand eine eigene Spielhalle und macht Verlust. Gott, ich danke Dir für die tiefste, direkt in mein Herz gehende

Befriedigung, die mir diese Tatsache verschafft. Möge Deine Güte weiterhin dafür sorgen, dass derjenige, der fast nur vom Elend der Süchtigen lebt, keine Freude mehr in seinem Leben findet und Not, Elend und Schmerzen sein Leben bestimmen. Amen!

Es ist nicht das Ende

Dienstag, 6. März 2012

Hallo, nun ist es soweit. Ich darf endlich meine Strafe antreten. Mein Wunsch ging auch in Erfüllung, ich darf nach Lingen Damaschke in den Offenen Vollzug. Es war für mich eine sehr harte Zeit. Die Therapie nicht sauber beendet, mein Aufenthalt danach war die Hölle und die Wartezeit hat meine Seele angefressen. Jetzt erledige ich noch alle Sachen, die erledigt werden müssen, damit alles seine Ordnung hat. Diese Webseite hat mir sehr viel geholfen. Ich war und bin nicht alleine. Vielen Dank Kai, für Deine Anteilnahme und Deine Unterstützung. In 2-3 Jahren melde ich mich zurück und bis dahin wünsche ich Euch alles Gute! Suchtkrankheit ist eine Krankheit und nicht das Ende.

Liebe Grüße, Michael

Lieber Michael, nichts zu danken - und zwei bis drei Jahre warten wir nicht! Du musst uns weiterhin berichten, nicht nur über Deinen Youtube-Kanal ... also bis bald in diesem Theater!

Kopf hoch, der Kai

Von den Milliarden des Herrn Gauselmann, meinem Traumautomaten und Suchtdruck ohne Ende

Montag, 12. März 2012

In der letzten Nacht habe ich geträumt, ich sei rückfällig geworden. Das ist nicht gerade das, was ich einen entspannten Schlaf nenne oder einen angenehmen Traum.

Ich war in einem großen Hotel und saß in einem Restaurant an einem Tisch, in den ein Spielautomat eingelassen war. Ob es dieses vermaledeite Book of Ra gewesen ist, kann ich nicht sagen, jedenfalls blinkte es unaufhörlich und dudelte die typische Spielothek-Musik ab. (Wenn man bei Tante Google nach dem Killerautomaten „Book of Ra" sucht, findet man über 13 Millionen Ergebnisse. Suchst Du nach „Glücksspielsucht", findet Google 223.000 Seiten. Soviel zur Erkenntnis, wie schwierig das Thema Glücksspielsucht ist.)

Es ging bei diesem Automaten darum, in einer bestimmten Reihenfolge bestimmte Tasten zu drücken. Darin war ich gut und ich knackte den Highscore. Daraufhin schmiss der Automat etliche Münzen aus und ich - wachte auf.

Eigentlich macht mir dieser Traum keine Angst. Dass ich von einem Rückfall träume, ist normal, schließlich bin ich glücksspielsüchtig. Ich finde diesen Traum allerdings bemerkenswert, weil ich nie in Spielotheken gespielt habe, nie in Spielhallen war. An Automaten habe ich nicht gezockt, ja ich kannte nicht einmal diese Parallelwelt des Book of Ra, bevor ich in die Suchttherapie ging.

Der Begriff Novoliner sagte mir nichts, auch nicht die Merkur-Automaten des netten Herrn Gauselmann. (Die Gauselmanngruppe macht tatsächlich eine Milliarde Euro Umsatz pro Jahr. Und der nette Herr Gauselmann trägt tatsächlich das Verdienstkreuz 1. Klasse des Verdienstordens der Bundesrepublik Deutschland. Obwohl, ob er es trägt, weiß ich gar nicht. Aber er hat es.)

Jedenfalls träumte ich also davon, den reichen Herrn Gauselmann noch reicher zu machen. (Ich habe nichts gegen Reichtum.) Dabei war ich in meiner aktiven Glücksspielzeit reiner Pokerspieler. Ich habe mein Geld auf Bwin verzockt, auf Full Tilt Poker und Pokerstars. Nur das hat mich interessiert. Schließlich war das für mich ja kein Glücksspiel, sondern da ging es um Geschicklichkeit. Glaubte ich.

SLOT MACHINE

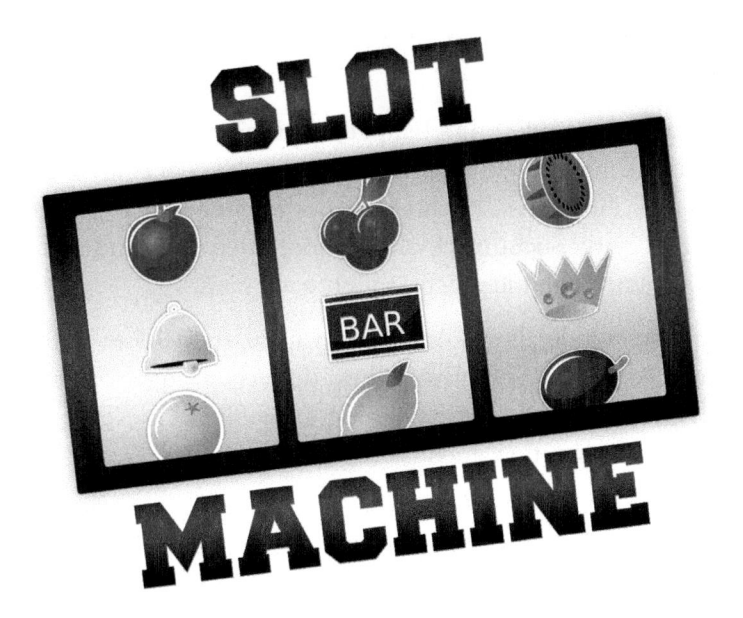

An diesem Traum ist für mich also bemerkenswert, dass ich eben nicht vom Pokern, vom Final Table oder Full House geträumt habe (dieser Artikel erhält die goldene Himbeere für die höchstmögliche Nennung von Schlüsselreizen, soviel ist klar. Vielleicht schenkt mir Herr Gauselmann ja einen neuen Laptop dafür. Oder er geht mit mir einmal in meine Selbsthilfegruppe GGG - Gemeinsam gegen Glücksspielsucht. Er würde diesen Besuch ja überleben. Glaube ich.), sondern von Spielhallen und Glücksspielautomaten.

Eine Erklärung für diesen Traum finde ich darin, dass ich in den letzten vier Wochen einige Rückfälle von Spielsüchtigen miterlebt habe. Teils hörte ich davon in Gesprächsrunden, teils wurde ich selbst angerufen und um Hilfe gebeten, meistens abends. Und immer waren es Spielsüchtige, die am Automaten gelandet sind, in irgendeiner Spielhalle. Ich habe immer versucht zu helfen. Und ich hatte stets das Gefühl, dass es mich nicht belastet, denn mittlerweile kenne ich diese Situationen ja und ich weiß, wie man dann am besten helfen kann. Offensichtlich aber beschäftigen mich diese Rückfälle doch so sehr, dass ich jetzt sogar davon geträumt habe, selbst an einem Automaten zu sitzen. Unangenehm ist dabei, dass es mir im Traum gefallen hat, an diesem Automaten zu sitzen.

Blödes Gefühl, sehr blödes Gefühl! Hinzu kommt wohl auch, dass ich bei einem bestimmten Menschen mit meinem Latein (eher

Spanisch) am Ende bin, denn ich weiß nicht mehr, was ich noch tun kann, was ich tun sollte.

Sollte ich in diesem Fall überhaupt etwas tun? Es ist der fünfte oder siebte Rückfall in wenigen Wochen, der Mensch leidet sehr und weiß nicht, was mit ihm los ist. Nichts haut hin und die Glücksspielsucht ist so extrem stark. Suchtdruck ohne Ende, jeden Tag. Und mehr als Ratschläge geben kann ich nicht, möchte ich nicht.

Ich merke gerade, dieser Artikel sagt nicht so viel aus. Aber so ist heute eben meine Gefühlswelt (und deswegen - um von meinen Gefühlen zu sprechen - ist mein Blog schließlich im Netz): etwas verwirrt, ein wenig ratlos, auch traurig und erschöpft.

Und trotzdem voller Hoffnung. Komisch, nicht wahr?

Der Schutzheilige der Spielsüchtigen wacht in Paderborn!

Dienstag, 13. März 2012

Nach der wunderschönen Frage „Ich habe eine eigene Spielhalle und mache jeden Monat minus warum?" wurde heute auf Google gesucht „Wie bekomme ich viele Leute in die Spielhalle?"

Offensichtlich sitzt da jemand in Paderborn, der relativ verzweifelt ist, warum seine Spielhölle nicht läuft. Und das ist eine so gute Nachricht, dass ich nicht umhin kann, sie sofort hier festzuhalten.

Tiefe Befriedigung erfüllt das ach so geschundene Herz des Spielsüchtigen. Ich halte die Besitzer von Spielhallen für unsympathische Menschen, die ihr Geld vornehmlich mit den Spielsüchtigen verdienen.

Und es ist leicht verdientes Geld. Das Rezept für ein so gut gehendes Geschäft ist auch simpel: nimm ein paar der neuesten Geldspielautomaten, stelle nicht gut bezahltes Personal ein und verwöhne die Spielsüchtigen mit kostenlosem Kaffee, Pizza und diversen anderen Kleinigkeiten.

Baue ein Vertrauensverhältnis zu den Süchtigen auf, hofiere sie und tue so, als seist Du einer von ihnen. Dann kannst Du keinen Verlust machen. (Es sein denn, Du bist ein Dummkopf aus Paderborn.)

Ich bin dafür, Spielhallen generell zu schließen, denn ich glaube nicht, dass gesunde Menschen dorthin gehen. Ich vermute - ohne es empirisch belegen zu können - dass um die 90 Prozent der Besucher spielsüchtig sind. Ich habe darüber vor ein paar Wochen mit dem Bremer Psychologieprofessor und Spielsuchtexperten Gerhard Meyer gesprochen und er meinte, die Statistik sage zwar etwas anderes aus, wobei man aber stets bedenken müsse, wie diese Zahlen zustande gekommen seien.

Eine Erhebung, die so durchgeführt wird, dass die Besucher von Spielhallen gefragt werden, ob sie spielsüchtig seien, führt sicherlich nicht zu verlässlichen Zahlen.

Ich weiß aus persönlicher Erfahrung durch Gespräche mit etlichen Spielsüchtigen, dass die Not der Süchtigen in etlichen Spielhallen systematisch ausgenutzt wird. Das System, die Spieler in die Hallen zu locken und dann - und darauf kommt es an - zu halten, funktioniert bestens. (Es sei denn, man ist ein Dummkopf aus Paderborn.)

Nun, ich werde das alles nicht ändern. Das brauche ich auch nicht. Denn ich habe ja einen Schutzheiligen. Der ist zwar gerade in Paderborn, aber vielleicht kommt er bald auch mal nach Bremen.

Ärger in Bad Fredeburg, der Kampf mit Tribbles und etwas über meine Frau

Freitag, 6. April 2012

Einige meiner Gruppenkollegen aus meiner REHA-Gruppe oder auch aus meiner Selbsthilfegruppe haben ihre Therapie in der Fachklinik für Abhängigkeitserkrankungen Bad Fredeburg gemacht. Auch die gute Frau U. aus der Station P1/P2 (des Sozialpsychiatrischen Dienstes im Behandlungszentrum Nord, Aumunder Heerweg 83 / 85), bei der ich einige Male an der

Gruppe „Suchtinfo" teilgenommen habe und die ich stets ein wenig bewundert habe, weil sie so gut Grenzen setzen kann, war wohl einige Zeit im Krankenschwester/Therapeuten-Team dort tätig.

Daher war ich sehr auf die Klinik gespannt, als ich an einem der letzten Sonntage zusammen mit Thomas unseren Gruppenkollegen Daniel (ja, Name ist natürlich geändert!) besuchte, der dort zur Therapie war. Nach ungefähr vier Stunden Fahrt mit diversen Rauch- und Kaffeepausen waren wir endlich da, und als wir in Bad Fredeburg den Berg zur Klinik (Oh! Metapher!) herauffuhren, stand Daniel, dieser wuchtige Gefühlsbrocken, schon auf seinem Balkon und hatte auf uns gewartet.

Eines vorweg: die Fachklinik für Abhängigkeitserkrankungen Bad Fredeburg ist rein äußerlich betrachtet im Gegensatz zum Marienstift Neuenkirchen/Voerden wenig einladend und versprüht nicht unbedingt den beglückenden Charme eines Dänemark-Nordseeküsten-Ferienhauses. Aber ... das braucht sie ja auch nicht.

Zurück zum Besuch: Wir gingen zu Daniel aufs Zimmer, das er sich mit einem noch sehr jungen Patienten teilte, der durch seine Sucht schon Gefängnisaufenthalte hatte durchleben müssen. Die Zimmer in der Fredeburger Klinik sind kleiner als im Marienstift. Ich hatte vorher als Mitbringer eine ganz besondere Leckerei besorgt, von der ich wusste, dass Daniel sie sehr schätzt. Weil sie ihn auch an etwas erinnert. Zusammen mit einer extra für ihn angefertigten Karte überreichten wir es ihm und ihm kamen sofort die Tränen - was ich ganz hervorragend fand. Der Junge hat Zugang zu seinen Gefühlen, was in meinen Augen (und in ungefähr 24 Millionen anderen) eine Voraussetzung für die Auseinandersetzung mit der eigenen Sucht ist.

> *Wenn ich für mich etwas gelernt habe in den letzten Monaten, dann das: ohne den Zugang zu meiner Gefühlswelt werde ich meine Spielfreiheit nicht behalten können.*

Das klingt so einfach und für viele Gesunde ist es wohl nicht bemerkenswert, doch ich persönlich brauchte lange dazu und an den Reaktionen mancher meiner Gruppenkollegen und Mitpatienten merke ich bis heute, wieviel Angst es ihnen macht - die Sache mit den Gefühlen ... viele können es ums Verrecken nicht zulassen, Gefühle zu zeigen. Ja, viele wissen wahrscheinlich noch nicht einmal den Unterschied zwischen Gefühlen und Gedanken.

Jedenfalls machen sie einen derart überforderten Eindruck, wenn ich von meinen Gefühlen erzähle, dass ich mich gelegentlich frage, was eigentlich in den letzten Monaten passiert ist. Hallo? Dagewesen und zugehört? Oder eher in einem Paralleluniversum mit Tribbles gekämpft? Es ist gelegentlich anstrengend, das immer wieder an mir zu üben und den anderen zu sagen und zu zeigen ... [Selbstmitleidsmodus aus]

Glücklicherweise habe ich meine Gisela, die mir stets Feedback gibt, mit der ich stundenlang über diese Dinge quatsche und die mir so sehr den Rücken stärkt. Ich würde am liebsten mehrere Seiten über meine Frau schreiben, aber sie möchte es nicht.

Zurück zum Thema: Daniel, Thomas und ich gingen dann durch die Klinik. Daniel zeigte uns die Räumlichkeiten. Es war nicht sehr gemütlich dort, viele Räume waren abgeschlossen. Das war im Marienstift anders. Als ich dort Besuch erhielt, konnte ich auch die Gruppenräume und ähnliches zeigen.

Anschließend fuhren wir in den Ort und aßen in einem italienischen Restaurant. Und was wir die ganze Zeit über taten: wir redeten, redeten, redeten. Zum Abschluss saßen wir wieder in dem Cafeteria genannten Aufenthaltsraum und ich sagte Daniel, wie er mir vorkäme: nicht sehr weit sei er in meinen Augen gekommen und voller Ärger über eigentlich alles, was mit der Klinik zusammenhing: das Haus selbst, die Mitpatienten, die Therapeuten, die Ärzte. Ich legte ihm nahe, die Energie von seinem Ärger auf etwas Konstruktives zu verlagern.

Die Fachklinik in Bad Fredeburg hat sehr strenge Regeln für die Patienten. (So dürfen z.B. Glücksspielsüchtige nichts spielen, noch nicht einmal Bowling. Im Marienstift dagegen ging meine Gruppe regelmäßig einmal pro Woche auf die hauseigene Bowlingbahn. Aber das Marienstift Dammer Berge ist sowieso mein Favorit wegen des wunderbaren Horst Schwennen, dieses schlicht und ergreifend genialen Therapeuten, der mich auf eine neue Bahn gestellt hat.)

Aber natürlich habe ich Daniel auch das Positive gesagt, was mir an ihm aufgefallen ist. Doch das kann ich hier nicht erwähnen.

So ging der Tag mit einer herzlichen Verabschiedung und einer noch langen Autobahnfahrt zuende. Und mit vielen Gedanken und - ja, mit viel Gefühl, denn ich war den ganzen Tag über sehr gerührt, weil ich stets an meine Therapie im Marienstift Dammer Berge denken musste und an die Hilfe Giselas. Ich bin so dankbar für diese Hilfe und die Zeit.

Die Welt ist schön, Johann Graf ist reich und Novomatic macht Ernst

Freitag, 13. April 2012

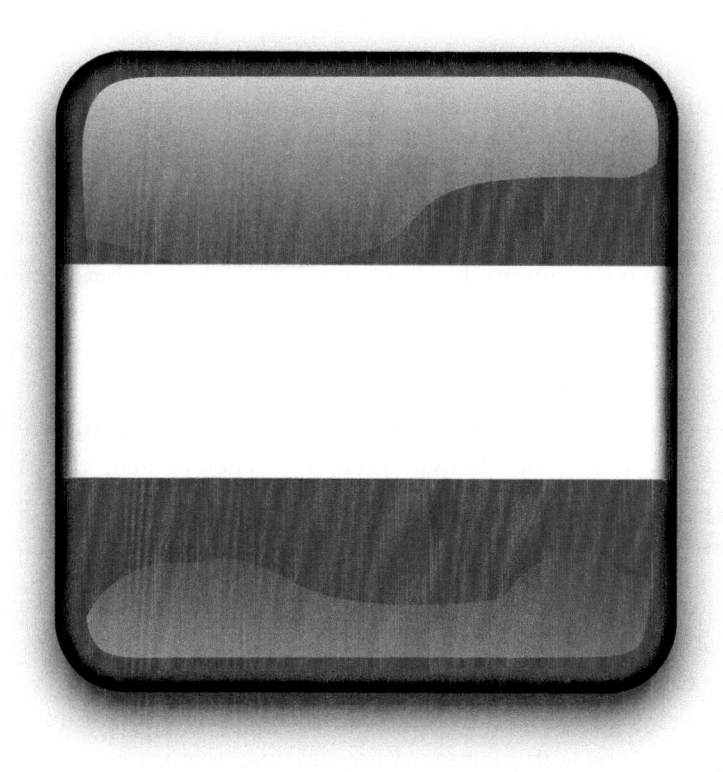

Österreich ist schön. Aber die Novomatic Automatenhandels GmbH gibt es dort auch.

Das hatte ich ja schon mal geschrieben, dass ich nichts gegen Reichtum habe und es jedem gönne, in Luxus zu leben. Ich bin ein großzügiger Mensch und denke oft an die Worte einer Therapeutin, die mir einmal sagte, dass etwas mehr Großzügigkeit im Umgang miteinander der Menschheit gut tun würde. Daher übe ich mich weiterhin in diesem Umgang miteinander und habe eigentlich auch keine Schwierigkeiten damit, wenngleich es mir gelegentlich schwer fällt, das gebe ich zu.

Auch heute morgen, als ich in einer Pressemitteilung las, dass **Johann Graf** laut Forbesmagazin der reichste Österreicher sein soll. Er besitzt demnach 5.300.000.000 Dollar. (Das würde ausreichen, um 430.000 Novoline-Geldspielgeräte zu kaufen. Das ist allerdings nur geschätzt.)(Damit könnte man auch Vier Millionen und Dreihunderttausend Jahre den Etat meiner Selbsthilfegruppe GGG - Gemeinsam gegen Glücksspielsucht finanzieren. Die Themen für die Gruppenabende würden uns jedenfalls nicht ausgehen.)

Johann Graf gründete 1980 die Novomatic Automatenhandels GmbH und machte Novomatic zum Weltkonzern mit 18.000 Mitarbeitern weltweit. Es gibt viele schöne Geldspielautomaten von Novomatic. Sie sind sehr erfolgreich. Jedenfalls die Automaten. Und Johann Graf ist sehr reich.

Wie gesagt, manchmal wird meine Großzügigkeit arg strapaziert. Aber vielleicht will Gott der Allmächtige mich einfach nur prüfen. Ich unterstelle dem lieben Herrn Graf also nur Gutes. Zumal ich im Responsible Gaming Codex der Novomatic-Gruppe gelesen habe, dass die Novomatic-Gruppe sich zu ihrer gesellschaftlichen Verantwortung bekennt. Zwar geht sie von der in meinen Augen irrtümlichen Annahme aus, dass nur ein „signifikant geringer Anteil von Spielteilnehmern ein problematisches Spielverhalten aufweist", doch immerhin befürwortet sie eine „teilweise Regulierung der Glücksspielwerbung." Und nicht nur das, sie bekennt sich darüber hinaus auch zu „einer freiwilligen Selbstbeschränkung in der Werbung"

Die Novomatic-Gruppe ermöglicht eine sehr leichte Einrichtung der Selbstsperre und bietet ein „flächendeckendes

Partnernetzwerk an Beratungs- und Therapieeinrichtungen." Und die Novomaticmenschen „kooperieren mit dem niederschwelligen Hilfesystem, das von Helplines bis hin zu Selbsthilfegruppen reicht." (To whom it may concern: die GGG ist dankbar für jede Spende.)

Das lässt hoffen. Man muss eben nur das Gute sehen in der Welt. Und glauben, dass es auch stimmt. Man darf nicht zweifeln. Denn wie heißt es so schön: „Und wer außer den Verirrten zweifelt an der Barmherzigkeit seines Herrn?" (siehe den Heiligen Koran, 15:53-56)

Wir schreiben das Jahr 2200 …

Freitag, 20. April 2012

In den letzten Monaten, in der Therapie im Marienstift Dammer Berge in Neuenkirchen/Voerden, in meiner anschließenden REHA-Gruppe und natürlich in meiner Selbsthilfegruppe GGG kam ich mir gelegentlich wie Captain Kirk vor („It's life, Jim, but not as we know it.")

Unterwegs auf Erkundungsmission in meine eigene Sucht und die Zukunft habe ich so etliche andere Mitstreiter am Horizont auftauchen gesehen. Manche kam näher, schauten kurz rein und verschwanden sofort wieder, einige blieben kurze Zeit, anfangs sehr dankbar für die Möglichkeit des Austausches mit anderen Süchtigen. Dann blieben sie weg. Und von den wenigen, die längere Zeit anwesend waren, sind auch etliche schon wieder abgesprungen. Übrig geblieben ist ein sehr überschaubarer Haufen von Kämpfern, die mir im wöchentlichen Gespräch helfen und denen ich helfe.

Wie vielen Süchtigen bin ich auf die Art begegnet? Es waren über einhundert. Mindestens. Es gibt sehr viele Süchtige, die meinen, ohne eine Selbsthilfegruppe auskommen zu können. Es gab einige, die mich anriefen und ankündigten, zur Selbsthilfegruppe zu kommen, sich also anmeldeten. Sie erschienen nicht.

Es gab einige, die einmal am Gruppentreffen teilnahmen und nie wiederkehrten. Andere nahmen ein paarmal teil und weg waren sie.

Und jetzt, liebe Freunde der italienischen Oper, kommen wir zum Grund dieses Artikels: Ich habe so unendlich viel Verständnis für jeden Rückfälligen. Das ist mein Problem momentan. Ich weiß nämlich nicht, wo ich die Grenze ziehen soll zwischen meinem Verständnis für einen Rückfall und den Süchtigen, der das durchlebt, und meinem Ärger über die fehlende Mitarbeit des Süchtigen an seiner Spielfreiheit, Abstinenz, an seinem Clean sein oder was auch immer.

Ich habe mich mittlerweile sehr an den Gedanken, dass ein Rückfall zum Suchtverlauf gehören kann, gewöhnt. Vor einem Jahr noch war das anders. Da hatte ich keinerlei Verständnis für diejenigen, die eine Therapie durchlaufen und rückfällig werden. Für mich war damals klar, dass sie nicht richtig mitgearbeitet hatten, dass sie sich keine Mühe gegeben hatten, denn sonst hätten sie die Gefahr eines Rückfalls erkannt und rechtzeitig Stopp gerufen.

Aber ist das so einfach? Oder ist das nur Stammtischgerede, fernab eines tieferen Verständnisses von Sucht?

Auf der anderen Seite: Wenn ich jeden Rückfall entschuldige mit der Begründung, dass Sucht nun einmal eine Krankheit ist, mache ich es mir dann nicht zu einfach?

Adler, Taube, Apostel und Pöbeleien

23. Mai 2012

Seit nahezu zwei Wochen bin ich in Kontakt mit Detlef Streich, ehemals Mitglied derselben Sekte wie ich, der Neuapostolischen Kirche (im folgenden nur NAK genannt. Das ist weniger anstrengend. [Die NAK selbst ist sehr anstrengend]).

Er unterhält eine Internetseite mit umfangreicher Literatur zum Thema NAK und Ausstiegsproblemen. Aus unserem Briefwechsel und Telefonaten hat er einen Bericht erstellt.

Frage von Detlef: „Der Zusammenhang zwischen Sekte und Sucht ist noch wenig bis gar nicht untersucht. Ich selbst unterrichte in der Schule gerade ein Suchtpräventionsprogramm „Fit und stark fürs Leben." Hauptsächlich geht es da um Persönlichkeitsstärkung, Gefühle, Ich-Sätze und Konfliktbewältigung. Gerade diese Erziehungsbestandteile werden in der Sozialisation innerhalb der

NAK geradezu ausgeblendet, bzw. wird einer solchen Entwicklung bewusst entgegengesteuert. Hast du in diesem Zusammenhang Sekte-Sucht fachlich qualifizierte Erfahrung vielleicht in Zusammenhang mit deiner gemachten Therapie?

Kai: Ich habe mir einmal das Programm zu Deinem Präventionsprogramm angeschaut - ach, hätte ich so etwas als Kind durchlaufen können, wäre ich nicht süchtig geworden! Ich denke, auch in meiner Suchtentwicklung ist der Zusammenhang mit der Sekte ganz klar gegeben. Überhaupt habe ich bei allen meinen Mitpatienten und auch Mitgliedern meiner Selbsthilfegruppe die Erfahrung gemacht, dass bei ausnahmslos allen die Ursache der Suchtentwicklung in der Kindheit liegt.

Wobei ganz klar festzustellen ist, dass man in dem Sinne nicht von einer „Schuld" sprechen kann.

> *Niemand hat „Schuld" an meiner Krankheit Sucht, doch ist es überaus hilfreich zu erkunden, wo die Ursachen für die Fehlentwicklung liegen. Bei mir war es ganz klar die NAK.*

Konfliktfähigkeit brauchte ich nicht zu erlernen, da es in meiner Familie und der NAK keine Konflikte gab: Alle hatten sich lieb und alles war schön und wir waren ja auch Gottes Kinder, so dass man niemals Grund hatte, traurig oder verärgert zu sein. Ganz im Gegenteil, wenn man Gefühle zeigte, die anderen unangenehm waren (also eigentlich alles außer „Lachen"), wurde man diszipliniert durch die Behandlung als Störer, als „schlechter" Mensch. Schlechte Laune: ein Verbrechen! Traurig sein: ein Makel! Ängstlich sein: unmöglich!

Nun war meine Familie darüber hinaus auch noch eine extrem NAK-geprägte Familie, in der nie, aber auch wirklich nie über das gesprochen wurde, was war, sondern immer nur über das, was **scheinbar** war. Kurz gesagt: es wurde immer nur so getan, als ob ...

> *Damit das klar ist: Ich mache hier meinen Eltern keinen Vorwurf.*

Sie haben es ja selbst nie gemerkt oder auch nur ansatzweise begriffen, sie selbst sind ja auch so erzogen worden. (Kempowski hätte gesagt: „Völlig iben, total verbumfeit!") Auch ihre Eltern waren Sektierer, und das auch noch in einer Zeit, als die NAK völlig gaga war, also wirklich sowas von dämlich, das kann man sich heute ja gar nicht mehr vorstellen.

Traumdeutungen, Weissagungen und die One-Man-Show eines überalterten, senil gewordenen obersten Anführers, dessen Sohn den ganzen Laden durcheinanderintrigierte, Abspaltungen ohne Ende, Aufteilung in „Weltmenschen" und „Gotteskinder" - also, dass meine Leute auch nur noch halbwegs den Verstand behalten haben, ist ja schon bewundernswert. Es geht hier also nicht um Schuld!

Es geht mir darum, **die Entwicklung aufzuzeigen** und mir klar darüber zu werden, wieso mein Weg bis heute so aussieht, wie er nun mal aussieht.

Ich lernte also, nur positive Gefühle zuzulassen und alle anderen zu unterdrücken. (Gefühle, nicht Menschen)

Ebenso lernte ich nicht, dass Konflikte zum normalen Leben gehören und also bitte auch ausgetragen werden sollten. (Ich bin heute noch dabei zu lernen, wie man Konflikte austrägt ...)

Bei mir war aber auch ausschlaggebend, dass ich die Verantwortung für mein Leben wie in meiner Sektenzeit abgegeben hatte. Ich ließ stets andere über mich und mein Leben entscheiden, ohne dies übrigens zu merken. Das ist mir erst in der Therapie klar geworden. Seitdem bin ich dabei, mir selbst Erlaubnis für mein Leben zu erteilen. Das mag sich merkwürdig anhören. Aber da ich keine Antworten mehr auf bestimmte Fragen erhalte (Wer bin ich? Wo komme ich her? Wo gehe ich hin? Was ist der Sinn all dessen?), muss ich mich wohl oder übel daran gewöhnen, dass es diese Antworten einfach nicht gibt.

Das macht mein Leben unsicherer als zu NAK-Zeiten. Denn das bedeutet, ich muss nun Dinge selbst entscheiden. Das ist zwar eine neue Freiheit. Die aber erfordert auch mehr Mut, denn ich könnte mich ja falsch entscheiden.

Niemand erteilt mir Absolution für meine Entscheidungen - es erfordert Mut, Dinge zu tun. Diesen Mut, diese Entscheidungen gebe ich mir jetzt selbst. Das ist sehr anstrengend und oft mit Angst verbunden - aber es ist das Gefühl von Freiheit, das ich dabei so sehr genieße.

Seitdem ich mich nicht mehr in die Sucht flüchte, lebe ich bewusst und genieße mich so, wie ich bin. Und natürlich behalte ich mein Steckenpferd: Glaube. Frag mich nach Mormonen, Zeugen Jehovas, den Quäkern, Adventisten, Pfingstlern, Lorenzianern, Swedenborgianern, nach den Johannischen - ich kenn' sie alle!

Frage von Detlef: Du kennst die NAK und hast Erfahrungen mit zwei Süchten. Was kannst du aus deiner Erfahrung zu diesem Thema oder diesen Thesen sagen?

Kai: Typisches Merkmal einer Sucht ist der Kontrollverlust, der es ab diesem Zeitpunkt verhindert, mit der Droge kontrolliert umzugehen. Diesen Kontrollverlust in religiöser Sicht hat meine gesamte Familie schon vor Generationen erlitten. Seitdem wird er von einer Generation an die nächste weitergegeben.

Ein Merkmal dafür ist, dass Argumente nicht nur nicht zählen, sondern sogar unerwünscht sind, denn ein guter neuapostolischer Christ diskutiert nie, sondern befolgt.

Mit einem Drogensüchtigen, der noch mitten in seiner Sucht lebt, kann man nicht über die Droge diskutieren.

Genauso verhält es sich mit einem Sektierer. Kein Argument kann auch nur entfernt wirken, denn alles Erlebte wird in die Bestätigung des Glaubens eingebaut. Es geht einem Menschen gut? Gott hat ihn lieb. Es geht einem Menschen schlecht? Gott will ihn prüfen. Der Süchtige wie der Sektierer verliert seine Beziehungen im sozio-ökonomischen Umfeld und konzentriert sich ausschließlich auf seine Droge/Sekte.

Es gibt kein Leben außerhalb, das sich für ihn lohnen würde. Soviel zum Thema Sekte und Sucht (Sucht kommt übrigens nicht von Suchen, sondern von Siechen).

»Und siehe, es war alles gut!«

11. Juni 2012

Ein Jahr lang habe ich darauf gewartet, nein, ich habe darauf hingearbeitet, als Ehemaliger das 37. Jahrestreffen im St. Marienstift Neuenkirchen/Vörden mitzuerleben. Als ich in meiner Therapie das Treffen als Patient mitgestaltete (in einer sehr verantwortlichen Position als Oberaufseher der „Schokokuss-Weitwurfmaschine", hatte ich mir so fest vorgenommen, dass ich im kommenden Jahr auch hier sein würde, nach Ende einer hoffentlich erfolgreichen Therapie, trocken und spielfrei und wieder glücklich und - altmodisches aber wahres Wort - lebensfroh.

Und bei Gott: es ist wahr geworden!

Es war mir damals zuerst ein wenig peinlich, ich hatte mich auch etwas geschämt. „Die kommen jetzt alle und haben's schon geschafft und ich bin noch hier und die sehen bestimmt auf mich herab oder belächeln mich oder denken „Armer Kerl" und ich bin ja auch noch nicht fertig und und und ... "

Ich hatte mir in den letzten Monaten immer wieder vorgestellt, wie es wohl sein würde. Wäre ich aufgeregt, bewegt, würde ich weinen? Wie würde die Begegnung mit den Mitpatienten, Therapeuten sein? Würden Sie alle kommen und wir würden „in alten Zeiten" schwelgen?

Um es vorweg zu sagen: das wichtigste an diesem Tag war für mich, dass Gisela mitkommt. Dass ich zusammen mit meiner Frau, die mich so unfassbar stark und liebevoll unterstützt hat, mir Mut machte, Kraft und Zuversicht verlieh, die alten Wege gehen würde, die Gebäude und vor allem die Menschen sehen könnte, die eine so wichtige Bedeutung in unserem Leben haben und behalten werden.

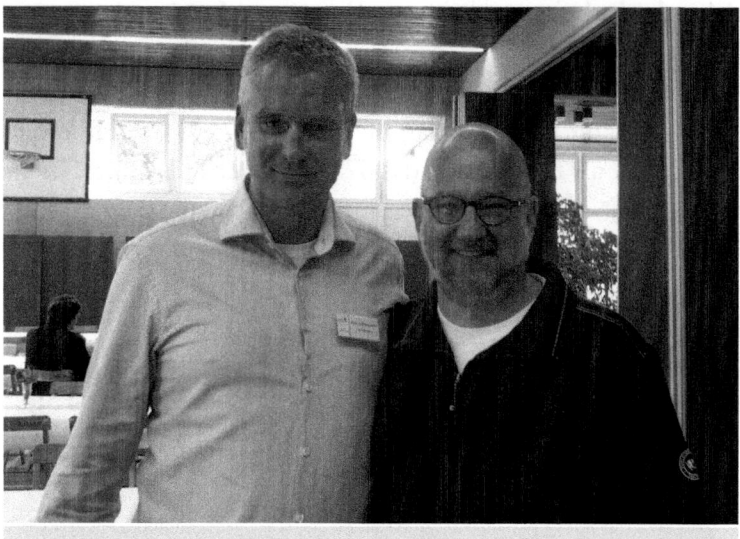

Superhero Schwennen – von Batman und Robin möchte ich hier nichts hören, klar?

Der Mensch, den ich dort auf jeden Fall wiedersehen wollte, war selbstverständlich mein Therapeut Horst Schwennen. Der Mann war in meiner Therapie für mich ziemlich anstrengend. Und nervig. Mir gefiel zwar von Anfang an sein fast britischer Humor, aber er weigerte sich standhaft, mir die Welt zu erklären und glasklare Regeln für jede erdenkbare Lebenssituation zu geben - das hatte ich mir von einer Therapie eigentlich erhofft.

> *In der ersten Zeit meiner Therapie stand ich also ziemlich auf dem Schlauch. Hallo? Jemand Zuhause? Was ist denn jetzt? Geht's bald mal los?*

Nach einigen Wochen merkte ich, dass Horst Schwennen mir viel mehr als das geben wollte: Meine Autonomie - ich sollte selbst entscheiden. Damit fing ich dann auch an. Aber ich schweife ab.

Auf der Fahrt zum Marienstift war ich erstaunlicherweise sehr ruhig und nicht aufgeregt, das änderte sich ein wenig mit dem Eintreffen. Gerade am Marienstift angekommen, gingen Gisela und ich einmal um die Klinik, als ich auch schon Horst Schwennen traf.

Ich habe die sehr herzliche Begrüßung und eine spezielle Geste genossen, und das anschließende längere Gespräch mit ihm hat mich bewegt und in mir eine sehr große Zufriedenheit ausgelöst, ein sattes Gefühl von „so muss es sein!"

Er gab mir eine wichtige Anregung für meine Zukunftsgestaltung. Typisch Schwennen, eben! Wir vereinbarten, uns später noch einmal zusammenzusetzen. Friedrich kam dazu, der sanfte Riese, und er machte auf mich einen außerordentlich guten Eindruck. Mit ihm verbrachten Gisela und ich viel Zeit, wir gingen gemeinsam herum, erzählten uns viel und sagten uns immer wieder, wie froh wir seien, einander zu sehen. Die Chemie zwischen uns stimmt einfach. Und auch er empfindet eine große Dankbarkeit für die Zeit der Therapie in der Suchtklinik. Er macht einen wirklich guten Eindruck und ich werde mit ihm in Verbindung bleiben, sporadisch zwar, aber einander zugetan.

Mit ihm nahmen wir auch an der offiziellen Eröffnungsveranstaltung teil, die von Prof. Dr. Hinze-Selch geleitet wurde. Gleich zu Anfang entdeckte ich zu meiner großen Freude Pater Udo vom Priorat St. Benedikt in Damme und nach der Veranstaltung konnte ich ihn Gisela vorstellen.

Mit Pater Udo ist das so eine Sache. Mein Glauben an Gott ist durch meine religiös geprägte Kindheit und Jugend quasi nicht vorhanden. (Man achte auf das Wort „quasi" - das ist der Schlüssel zu so manchem in mir drinnen, was meinen Glauben betrifft) Und wenn man sich erst einmal für eine bestimmte Meinung entschieden hat, neigt man ja gerne dazu, nur noch Bestätigendes wahrzunehmen oder gelten zu lassen.

Pater Udo macht es mir da sehr schwer, denn er ist ein wirklich phänomenal vorbildlicher Diener seines Gottes mit einer entwaffnenden Freundlichkeit und großen Menschenliebe. Er strahlt all' das Positive aus, was man sich von einem Kirchenmenschen erwartet und noch viel mehr. Wenn es mehr Gottesdiener seiner Art gäbe, wären die Kirchen heute noch gefüllt mit Schäfchen. Ich freute mich darüber, dass er regelmäßig meinen Suchtbericht liest und daher im Bilde darüber war, dass ich im November mit Gisela ein paar Tage in einem Kloster verbracht habe, denn er war einer der

Auslöser dieser Aktion, die wir so ähnlich auch wiederholen werden.

Die Eröffnungsveranstaltung selbst hat mich etwas enttäuscht. Mir fehlten die Ansprache und das Willkommen heißen der ehemaligen Patienten. Sicherlich gab es auch andere Gäste wie die Vertreter des Förderkreises, in dem ich ja auch Mitglied bin, und darauf muss auch eingegangen werden, doch vermisste ich das Vermitteln eines Gemeinschaftsgefühles. Als ehemaliger Patient gehe ich ja auch zu diesem Treffen, um mich zu zeigen. „Guckt mal alle, ich habe es bis hierher geschafft und ich mache weiter!"

Es gab nur eine kurze Begrüßung, dann wurde das neue Leitungsteam der Klinik vorgestellt. Neben Frau Prof. Dr. Hinze-Selch ist jetzt auch Frau Dr. Isabel Englert leitende Ärztin. Und Ralf Nebe ist leitender Psychologe. Ich hatte ihn in meiner Indikationsgruppe Krankheitsakzeptanz als Gruppenleiter.

Anschließend hielten Pater Udo und Pastor Mölmann einen ökumenischen Gottesdienst und Dr. Englert einen Vortrag über eine neues Angebot der Klinik: Die Behandlung von posttraumatischen Belastungsstörungen und Suchterkrankung in dem Programm „Trauma und Sucht."

Nach der Eröffnung spazierten Gisela, Friedrich und ich weiter umher. Zwischendurch begrüßten wir den einen oder anderen Ehemaligen, deren Namen mir zwar nicht immer geläufig waren, deren Gesichter ich aber noch einordnen konnte. Aus meiner Gruppe sieben waren nur noch zwei andere Mitpatienten da, David und Ingolf. Ihnen geht es gut, sagen sie. Leider waren die anderen Gruppenmitglieder nicht anwesend.

Norbert hätte ich gerne gesehen, doch er hatte keine Zeit, weil er auf Montage war. Ab und an telefoniere ich noch mit ihm, er ist spielfrei, es fällt nicht immer leicht, aber er hält durch. Wo waren all' die anderen? Wie geht es ihnen? Ich habe meine Befürchtungen und weiß auch von dem einen oder anderen, der seine Spielfreiheit nicht bewahren konnte. Das ist schade. Aber leider gehört das zu unserer Krankheit. Wir haben eben keinen einfachen Schnupfen, sondern eine existenzbedrohende Krankheit.

Ein weiteres Highlight an diesem Nachmittag war die Begegnung mit **Martin Bietendorf**, den ich hier jetzt nicht noch einmal für seine angenehme Sprache und sein insgesamt feines Auftreten bewundere. Das habe ich schon mehrmals getan. Seine Indikationsgruppe Selbstsicherheitstraining im sog. Medienraum damals habe ich in sehr guter Erinnerung und auch den Running Gag von damals: „Wohlsein!"

Mir gefiel - meine Güte ja, einmal sag' ich's noch - seine Herzlichkeit und Klarheit im Umgang mit den Patienten. Er sprach mich an, als ich auf der Anwesenheitsliste nach Namen suchte und sagte mir, dass er regelmäßig den Suchtbericht lese. Er war im Bilde über mich und meine Selbsthilfegruppe GGG.

Mich hat gefreut, dass ich ihm Gisela vorstellen konnte, denn sie hatte schon viel von ihm gehört - und sie stimmt mir in meiner Meinung über ihn absolut zu.

Zuweilen ist es halt so, dass einem Menschen begegnen, die in ihrer souveränen Freundlichkeit und Anständigkeit - doofes Wort, aber ein besseres fällt mir gerade nicht ein - verblüffen und als Vorbild dienen können. (Wenn man es denn zulässt.)

Zu diesen zählt übrigens auch der Therapeut **Norbert König**, der mich damals beim Üben des aktiven Zuhörens in der Indikationsgruppe Kommunikationstrainig nachhaltig beeindruckt hat. Ich habe ihn zwar am Sonnabend gesehen, konnte ihn aber nicht sprechen, was ich bedauerlich finde.

Walter Maronde, Co-Therapeut „meiner" Gruppe sieben, war auch zugegen und zwar als Mitglied einer Band. :-) Als ich ihn umarmte (Ich habe an dem Tag so viele Menschen umarmt wie sonst in zwei Monaten nicht. Quatsch, in fünf Monaten.) meinte er, „wenn das jetzt jemand filmt!" Leider kam auch hier das Gespräch zu kurz.

Als es Zeit wurde, wieder aufzubrechen, sprachen Gisela und ich noch kurz mit Superhero Horst Schwennen. Ein Foto wurde gemacht und dann saßen Gisela und ich im Auto auf dem Parkplatz und hielten noch eine Weile inne. Mir kamen die Tränen und ich ließ es zu. Dann fuhren wir langsam nach Hause und unterhielten uns während der ganzen Fahrt.

Um diesem Tag die gebührende Ehre zu geben, gingen wir noch in ein Restaurant und abends sahen wir uns den Film „Elling" an, der für mich eine bestimmte Bedeutung im Zusammenhang mit der Klinik hat. (Herzlichen Dank an einen netten Menschen!)

Die Eindrücke des Tages sind gewaltig. So groß die Vorfreude war, so groß ist die Nachfreude. Es hat mir gut getan, mich zu zeigen und andere zu sehen, Erinnerungen zu genießen und meine Dankbarkeit für die Zeit im Marienstift zu empfinden.

Ich nahm eine große Menge an unterschiedlichen Gefühlen wahr („Darf's noch ein Pfund mehr sein?") und alle hatten ihre Berechtigung: Traurigkeit, Enttäuschung, Dankbarkeit, Freude, Stolz, Aufgeregtheit, Anerkennung.

Ich werde auch im kommenden Jahr das Jahrestreffen besuchen. Und dann werde ich die Gelegenheit wahrnehmen, auch mit denen zu reden, die ich dieses Mal nicht „erwischte".

Und ich werde wieder bewegt sein. Und ich werde wieder weinen. Und ich werde immer noch spielfrei und trocken sein. Denn so soll es sein.

Hier schreib ich nun, ich kann nicht anders

August 2015

Mit diesem ersten Treffen der ehemaligen Patienten hört dieses Buch auf.

Wir brauchen uns nicht darüber zu streiten, dass dieses Buche über meine Glücksspielsucht und meine Alkoholsucht sehr intim ist. Mein Suchtbericht enthält zwar den einen oder anderen Witz zur allgemeinen Auflockerung, mein Tagebuch über meine Sucht listet sicher auch etliche Dinge auf, die Ihr noch nie wissen wolltet.

Er ist aber an vielen Stellen auch ungemein („gemein" trifft es) offen, ehrlich und für mich peinlich. Wer liest schon gerne über seine Dummheiten, Schwächen und all den schrecklichen Kram, den er angerichtet hat. (Ob gewollt angerichtet oder nicht, ist erst mal wurscht.)

Meine Frau Gisela unterstützte und ermutigte mich, im Internet einen Blog über Glücksspielsucht und Therapie zu schreiben, seit ich ihr das erste Mal von dieser Idee berichtet hatte. Das war im März 2011.

Ich wartete auf die Bewilligung meiner stationären Therapie. Während dieser Zeit besuchte ich dreimal die Woche eine Selbsthilfegruppe. Ich lernte viel in jenen Wochen und Monaten des Wartens über die Sucht im allgemeinen und Glücksspielsucht im besonderen.

Ich merkte, dass es mir besser geht, wenn ich über mich erzählen kann - dass ich besser über die Mechanismen meiner Sucht lerne, wenn ich es schriftlich festhalte. Wenn ich das Wissen, dass ich über für mich wichtige Sachverhalte habe, noch einmal in anderen Worten formuliere, wird es mir wieder ein Stück klarer.

Ich bin schon oft gefragt worden, warum ich so ehrlich bin, so viel von mir preisgäbe. Das sei doch nicht nötig, das sei sogar gefährlich.

Das aber haben mich bisher nur Suchtis gefragt - nur Glücksspielsüchtige. Und zwar immer diejenigen, die ein großes Problem mit ihrer Sucht haben. Die sich schämen.

Als ob ein Teil von mir - und die Sucht ist ein Teil von mir - so schrecklich wäre, dass ich es niemals jemanden erzählen dürfte.

Vor ein paar Wochen erst in Kontakt mit anderen Glücksspielsüchtigen habe ich das noch einmal erlebt.

Leute, wenn Ihr zu feige sind, dann verschweigt es weiterhin. Geht mit dem Kopf unterm Arm über die Straßen und betet jeden Tag, dass es bloß nie jemand erfahre.

Ich habe das nicht nötig. Denn ich bin in Ordnung.

Und deshalb habe ich dieses Buch geschrieben, zusammen mit

Gisela. Sie ist mein Lebensmensch. Ohne sie wäre ich nicht mehr da.

Dieses Buch, es ist die Wahrheit, es ist peinlich, aber es ist wichtig gewesen, diese Zeilen zu verfassen.

Für viele andere Spielsüchtige, für ihre Angehörigen. Und für mich. Damit ich spielfrei bleibe.

Denn ich liebe es, spielfrei zu sein.

Macht's gut!

Wenn Ihr wissen wollt, wie es in den Jahren nach meiner Therapie war, wenn Euch Überschriften interessieren, die lauten

- 350 Angehörige in meiner Selbsthilfegruppe
- Wenn Sprechen weh tut: Wir haben da was für Sie!
- Glücksspielsucht, Jodelwettbewerbe und Johnny Weissmüller, quasi
- Von den Milliarden des Herrn Gauselmann, meinem Traumautomaten und Suchtdruck ohne Ende
- Ihr anstrengenden Egozentriker!
- Der Schutzheilige der Spielsüchtigen wacht in Paderborn!

... dann lest mein zweites Buch, das bald erhältlich ist. Mehr erfahrt Ihr unter www.suchtbericht.de

PS: Heute morgen las ich in der Zeitung, dass in Bremen wieder einmal eine Spielhalle überfallen wurde. Es gibt also auch noch gute Nachrichten!

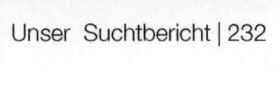